体验式中医实践学习手册

主　审　王新华

主　编　黄婉怡　武志娟

副主编　夏鑫华　谭玮璐　宋兴华

编　委　（按姓名笔画排序）

王婉淇　朱汉平　任培华

李振球　宋兴华　张大鹏

陈泽兴　陈耀荣　武志娟

祝进毅　夏鑫华　黄守写

黄婉怡　黄琦玢　谭玮璐

科学出版社

北　京

内 容 简 介

本书主要适用于临床医学类本科专业"中医学"课程以及其他非中医专业的中医入门课程的实践学习,可用于实践课教学,也可用于中医初学者自主拓展学习。全书以"体验式学习"为特色,在实践过程中注重渗透中医思想、启发中医思维,并提纲挈领介绍中医辨证论治体系及治疗方法。全书分为中医四诊实践、中医辨证实践、中药体验式实践、针灸及其他传统疗法实践四章,每章设有学习目标、实践中的重点体验内容、基础知识及实践要点、实践教学方法、实践学习记录及思考五部分。期望能通过体验式学习、文化启悟、学养一体等教学思路创新,让更多学生喜欢学中医、主动用中医,并在实践中掌握临床实用的中医思维及基本技能,领悟中华传统医学思想和哲学智慧。

图书在版编目(CIP)数据

体验式中医实践学习手册 / 黄婉怡,武志娟主编. —北京:科学出版社,2023.10

ISBN 978-7-03-076517-8

Ⅰ. ①体⋯ Ⅱ. ①黄⋯ ②武⋯ Ⅲ. ①中医学–医学–院校–教学参考资料 Ⅳ. ①R2

中国版本图书馆 CIP 数据核字(2023)第 190596 号

责任编辑:张天佐 / 责任校对:宁辉彩
责任印制:张 伟 / 封面设计:陈 敬

科学出版社 出版
北京东黄城根北街 16 号
邮政编码:100717
http://www.sciencep.com

北京厚诚则铭印刷科技有限公司 印刷
科学出版社发行 各地新华书店经销

*

2023 年 10 月第 一 版 开本:720×1000 1/16
2023 年 10 月第一次印刷 印张:4 3/4 插页:1
字数:90 000

定价:29.80 元

(如有印装质量问题,我社负责调换)

前　言

本书以党的二十大精神为指引，以中国特色社会主义教育"为党育人、为国育才"为使命，力求通过加强中医与中华优秀传统文化的教学，促使医学生成为担当民族复兴大任的时代新人。

"中医药学是中国古代科学的瑰宝，也是打开中华文明宝库的钥匙。"中医药学作为中华民族原创的医学科学，深刻体现了中华民族的世界观、价值观和认识论。中西医结合是体现中国医疗卫生体系的特色和优势的"中国方案"。对西医专业学生（包括临床医学等非中医类医学专业）而言，本科阶段的中医类课程是初始的、正规的中医教育，对形成中医基本认知和态度具有关键性作用。西医学生的"文化自信"离不开"中医自信"，这也是中医类课程的远期教学目标。

学习中医需要感悟，这决定了中医教学需要通过活动体验才能得到认识上和感情上的认同。广州医科大学第一临床学院中医学教研团队近10年来深入开展非中医类专业的中医教学改革，获得国家一流本科线下课程、广东省高等教育教学成果奖一等奖。在非中医专业中医课程学时少、内容庞杂的现实背景下，加强实践教学设计，能有效且持久地提升整门课程教学效果，甚至有着"四两拨千斤"之妙。我们编写了《中医学见习手册》作为自编教辅用书，在校内临床医学、药学、心理学等多个非中医专业的中医类课程使用5年余，看到学生们一次次向我们表达对中医的兴趣和热爱、一次次反馈希望增加实践课课时或增开中医实践选修课，我们的努力得到了最真诚的肯定，也更感到任重道远。于是，我们经过反复教学调研和删补修订，写成这本《体验式中医实践学习手册》。

本书参照教育部关于"中国学生发展核心素养"的要求，将"立德树人"根本任务具体落实为人文底蕴、科学精神、学会学习、健康生活、责任担当、实践创新六大核心素养，并细化到各章节内容。全书以"体验式学习"为特色，在"技能实践教学"的基础上，更强调教学的"认知目标"与"情感目标"。一方面在实践过程中注重渗透中医思想、启发中医思维，帮助学生建立对中医良好的认识和情感基础；另一方面立足于临床实际需要，提纲挈领介绍中医辨证论治体系及治疗方法，以具体形象（舌脉象、中药等）、实际操作（四诊、针灸推拿等）和临床诊疗过程（真实诊疗过程、病案讨论）为载体，突出"体验过程"的趣味性和真实性，帮助学生掌握临床实用的中医临床思维及基本技能。

全书分为四章：中医四诊实践、中医辨证实践、中药体验式实践、针灸及其他传统疗法实践，每章设有学习目标、实践中的重点体验内容、基础知识及实践要点、实践教学方法、课堂学习记录及思考五部分。

本书主要适用于临床医学类本科专业"中医学"课程实践课，也适用于其他非中医专业的中医入门课程，如"中医药学概论"、"中医护理学"等，可以用于实践课教学，也适用于学生自主拓展学习。期望能通过体验式学习、文化启悟、学养一体等教学思路创新，让更多非中医专业的学生能在实践中产生"喜欢学中医，主动用中医"的学习感受，领悟中华传统医学思想和哲学智慧，增强作为中国医学生的"骨气和底气"，进而促使他们将来能融入到"中医药传承创新"、"中西医协同"之中。

我们也深知学识有限，不足之处在所难免，在此也恳请使用本书的师生和同行专家多多批评指正，能让本书持续改进，也让我们团队为非中医专业的中医教育教学工作贡献更多力量。

《体验式中医实践学习手册》编写组

2023 年 1 月

非中医专业的中医实践课堂形式建议

1. 中医四诊实践 适合开展小组合作学习（team-based learning，TBL）实践课，重点学习望诊（面色、舌象）、脉诊。具体做法：

（1）小组互相观察对比，对比不同人的面色、形态、舌象、脉象等。

（2）选择代表性组员开展完整的四诊过程。

2. 中医辨证实践 病案讨论与临床见习相结合

（1）八纲辨证、脏腑辨证病案及分析，适合开展案例式学习（case-based learning，CBL）课堂。

（2）临床见习教案，用于学生接触真实患者的见习课堂。

3. 中药体验式实践 在中药房或中药教学专用场地开展，教师提前准备中药饮片（包括密封瓶装饮片供观看，同时准备部分散装的代表性中药饮片供学生触摸、品尝），按药物来源、采集季节、产地（含道地药材）、用药部位、特殊用法等分类观察，感受中药的气、味、色、质地、形态等，品尝中药"五味"，联想中药功效特点；有条件者可以现场展示中药煎煮。适合开展问题式学习（problem-based learning，PBL）课堂。

4. 针灸及其他特色疗法实践 要求掌握的传统疗法，重点在操作中体会抽象的中医内容，如"得气"、"守神"，建议采用翻转课堂模式，学生课前在线上教学平台（或由教师提供）学习和观看教学视频，课堂上学生以小组形式相互练习操作，老师从旁引导。

目　　录

第一章　中医四诊实践 ………………………………………………………… 1
　　一、学习目标 …………………………………………………………………… 1
　　二、实践中的重点体验内容 …………………………………………………… 2
　　三、基础知识及实践要点 ……………………………………………………… 3
　　四、实践教学方法 ……………………………………………………………… 9
　　五、实践学习记录及思考 ……………………………………………………… 10

第二章　中医辨证实践（八纲辨证、脏腑辨证）……………………… 14
　　一、学习目标 …………………………………………………………………… 14
　　二、实践中的重点体验内容 …………………………………………………… 15
　　三、基础知识及实践要点 ……………………………………………………… 16
　　四、实践教学方法 ……………………………………………………………… 22
　　五、中医病案辨证分析练习 …………………………………………………… 23
　　六、实践学习记录及思考 ……………………………………………………… 39

第三章　中药体验式实践 …………………………………………………… 43
　　一、学习目标 …………………………………………………………………… 43
　　二、实践中的重点体验内容 …………………………………………………… 44
　　三、基础知识及实践要点 ……………………………………………………… 45
　　四、实践教学方法 ……………………………………………………………… 51
　　五、实践学习记录及思考 ……………………………………………………… 52

第四章　针灸及其他传统疗法实践 ……………………………………… 56
　　一、学习目标 …………………………………………………………………… 56
　　二、实践中的重点体验内容 …………………………………………………… 57
　　三、基础知识及实践要点 ……………………………………………………… 58
　　四、实践教学方法 ……………………………………………………………… 69
　　五、实践学习记录及思考 ……………………………………………………… 70

舌诊图

第一章 中医四诊实践

中医四诊，是指望、闻、问、切四种诊察疾病的基本方法。学习四诊，必须以整体、恒动的思想为基础，以阴阳五行、脏腑经络、病因病机等中医理论为指导，才能获得具有中医辨病辨证价值的信息。

中医四诊，不是零散的技术手段，是完整的诊法体系；不是机械的操作流程，是缜密的思维推演。"望"和"闻"是医生感官的运用，通过"望"观察病者神色形态、通过"闻"感知病者声音气味来对病情进行初步判断；"问"是患者通过口述的方式将自己直观感受告诉医生，"切"是医生印证自己判断是否准确、全面。医生往往是望、闻、问、切交错进行，将四诊信息互相印证，逐步归纳出辨病辨证结论；尤其不可放过与初步判断不相符的临床征象，要细心甄别究竟是"假象"还是指向疾病本质的关键线索，反复检验初步判断的准确性、全面性。本章主要学习四诊具体操作方法，在学习"辨证"之后，我们将能在中医辨证思路引导下开展四诊，实现"诊"与"断"的交互推进。

对于非中医专业的中医学习者，"四诊"是从理论到临床实践的第一课，要尝试主动挖掘中医知识、技能所蕴含的中医思想、思维。中医诊法具有较明显的模糊性、非线性、随机性特点，这是中医注重整体关联、动态平衡的内在思想所决定的，也与中医显著的人文属性有关。

中医诊法侧重在整体、动态、功能层面去把握复杂生命现象，运用审察内外、以常达变、心法顿悟等独特认知方法，与现代医学诊断不仅不存在冲突，而且二者还具有广阔的互融互促空间。

一、学 习 目 标

知识技能目标
掌握
1. 望诊：望神、望色的主要方法；舌诊的方法；正常舌象的表现，临床常见舌象的表现及其临床意义。
2. 切诊：脉诊部位和方法。识别常人脉象的特征及其临床意义。

熟悉 四诊合参的基本过程与意义。

了解
1. 望诊：常见异常形体、姿态的表现。
2. 中医闻诊、问诊的过程与方法。

能力目标
1. 对审查内外、以常达变等中医诊法原理的感悟和运用能力。
2. 四诊过程中的医患沟通能力。

素质与思政目标	1. 感受中医诊法"以人为本"的人文精神以及"大医精诚"的医学追求。 2. 在中医诊法体系中加深对"整体观念"哲学思想的理解和认同。 3. 医务人员的社会责任。		

二、实践中的重点体验内容

知识感知	体验真实的面色、舌象、脉象等； 在对比中感受差异，包括自身对比、与其他健康人及患者对比		
技能提升	注重细节 专心致志 甄别假象	环境	光线、周围环境的颜色影响望色结果（面色、舌色等）
		患者配合	患者伸舌过于用力使舌形变窄、舌色变深，紧张时可能出现舌头颤抖； 患者伸手用力、手腕不放松会影响脉象
		医生状态	医生心浮气躁、一心多用则难以准确诊脉
		假象	如有染苔，患者刷去舌苔；洗去面部化妆等
能力培养	阴阳五行运用能力	察色按脉，先别阴阳：热红干躁为阳，冷淡清静为阴。"五色主病"（五行—五色—五脏）	
	医患沟通能力		
思想内化	中医诊法思维	司外揣内	通过事物的外在表象，以揣测分析其内在变化的认知和思维方法，即"有诸内，必形诸外"
		见微知著	从细微苗头预知事物发展方向,能透过微小现象看到本质、推断结论或结果
		以常达变	认识正常的基础上，发现太过、不及的异常变化（有别于现代医学可量化、客观化的诊断特点）
		四诊合参	不能把四者割裂来理解，也不能以一诊代替四诊，四诊具备，才能见病知源，因此要详细搜集证候资料，做到望、闻、问、切综合诊察
	整体关联思想和思维方法	在中医诊法中体现为"诊察内外"，从人体是一个整体、人与天地相应的整体观出发，在审察疾病时就不能只见到局部或只注意个人，要把病证视为患者整体的病变，并将患者与自然环境结合起来加以审察	
	人文关怀	例如问诊中的语言沟通技巧等；望诊中的望神、望目，注重与患者的眼神交流	

三、基础知识及实践要点

（一）中医四诊

四诊合参 {
望：视觉观察——{ 患者全身及局部的神、色、形、态；
排出物、分泌物的形、色、质、量；
舌象

闻：听觉与嗅觉——声音和气味的变化

问：询问患者或陪诊者——{ 疾病的发生发展过程、现在症状；
其他疾病相关情况

切：用手指触摸切按患者的脉搏、——脉象、体表局部的变化
胸腹、手足等部位

（二）望诊概要

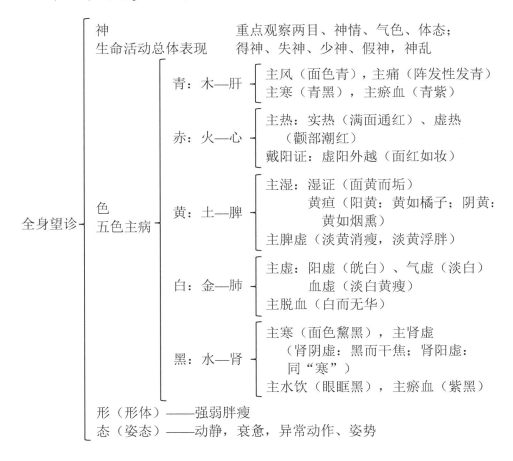

全身望诊 {

神
生命活动总体表现 { 重点观察两目、神情、气色、体态；
得神、失神、少神、假神，神乱

色
五色主病 {

青：木—肝 { 主风（面色青），主痛（阵发性发青）
主寒（青黑），主瘀血（青紫）

赤：火—心 { 主热：实热（满面通红）、虚热
（颧部潮红）
戴阳证：虚阳外越（面红如妆）

黄：土—脾 { 主湿：湿证（面黄而垢）
黄疸（阳黄：黄如橘子；阴黄：
黄如烟熏）
主脾虚（淡黄消瘦，淡黄浮胖）

白：金—肺 { 主虚：阳虚（㿠白）、气虚（淡白）
血虚（淡白黄瘦）
主脱血（白而无华）

黑：水—肾 { 主寒（面色黧黑），主肾虚
（肾阴虚：黑而干焦；肾阳虚：
同"寒"）
主水饮（眼眶黑），主瘀血（紫黑）

形（形体）——强弱胖瘦
态（姿态）——动静，衰惫，异常动作、姿势

局部望诊
- 头面、五官——目、耳、鼻、口唇、齿龈、咽喉
- 躯体——颈项、胸胁、腰背、腹部
- 二阴——前阴（包括生殖器、尿道口）、肛门
- 皮肤——斑疹、水疱、疮疡

排出物　　　痰涎、呕吐物、二便、白带等

小儿指纹　　浮沉分表里，红紫辨寒热，淡滞定虚实，三关测轻重

舌诊　舌质+舌苔

（三）舌诊

正常舌象：淡红舌，薄白苔
　　　　　舌色淡红鲜明，舌质滋润，舌体大小适中，柔软灵活；
　　　　　舌苔均匀薄白，干湿适中

望舌顺序：舌尖→舌中→舌根→舌边，舌苔→舌体

- 舌苔：有无，厚薄，色泽，腐腻，润燥等；
- 舌体：色泽，胖瘦，老嫩，斑点，动态，舌底络脉等；
- 顺序：舌尖→舌根→舌底

1. 舌色

舌色	特征	临床意义
淡红	舌体淡红而润泽	①正常人气血调和的征象； ②外感病初起，病情较轻浅，尚未伤及气血、脏腑
淡白	淡舌：舌色比正常浅淡； 枯白舌：舌色白，几无血色	①气血两虚：舌体瘦薄，舌面润而不滑； ②阳虚：舌体胖嫩边有齿痕，舌面滑润
红绛	红舌：舌色较正常红，呈鲜红色者； 绛舌：较红舌更深暗色者	主热证。色愈红热势愈甚。 成因：邪热亢盛；热入营血；阴虚火旺 ①红绛有苔：实热证； ②红绛无苔或少苔：虚热证
青紫	青紫舌：全舌呈青色或紫色； 瘀斑舌、瘀点舌：局部舌面见青紫色斑点，不高于舌面	主气血运行不畅。 成因：阴寒阳虚；热入营血；气滞或气虚，暴力外伤。 ①色淡紫或紫暗而湿润：阳虚阴盛或气虚气滞； ②舌紫绛少苔而干：营血热甚； ③青紫肿大：中毒，等等

2. 舌形

舌形		特征	临床意义	
荣枯	荣舌	舌质滋润、红活鲜明	有神，主病轻	衡量机体正气盛衰；估计疾病轻重和预后
	枯舌	舌质干枯、色泽晦暗	无神，主病重	
老嫩	老舌	舌体坚敛苍老，纹理粗糙，舌色较暗者	主实证	辨舌的老嫩是判断虚实的标志之一
	嫩舌	舌体浮胖娇嫩，纹理细腻，舌色浅淡	主虚证	
胖瘦	胖大舌	舌体胖大，伸舌满口	体内水湿停滞所致 舌胖色淡白：气虚、阳虚； 舌胖色红绛：心脾热盛，外感湿热； 舌胖色紫暗：中毒	
	瘦薄舌	舌体瘦小而薄	舌体失濡养所致 舌瘦色淡白：气血两虚； 舌瘦色红绛，舌干少苔或无苔：阴虚火旺	
	肿胀舌	舌体肿大，盈口满嘴甚者不能闭口，不能缩回	心脾有热，舌多鲜红而肿胀，甚至伴有疼痛； 素善饮酒，又病温热，多见舌紫而肿胀； 因中毒而致血液凝滞，则舌肿胀而青紫晦暗	
点刺	点舌	舌蕈状乳头增大，数目增多，乳头内充血水肿	红点多主温毒入血；或热毒乘心；或湿热于血分； 白点多是脾胃气虚而热毒攻冲，是将糜烂之兆； 黑点多为血中热甚而气血壅滞	
	芒刺舌	舌的蕈状乳头增大、高突，并形成尖锋，形如芒刺	舌生芒刺：总属邪热亢盛； 兼焦黄苔：多为气分热极； 兼绛舌无苔：热入营血，阴分已伤； 据芒刺出现的部位：舌尖芒刺为心火亢盛；舌中芒刺为胃肠热盛	
裂纹		舌面上有各种形状的裂纹、裂沟； 因舌体失养所致	舌色浅淡而裂：阳虚； 舌色红降而裂：阴津耗损	

3. 苔色

苔色	特征	临床意义
白苔	薄白苔：苔色白可见舌体	白苔主表证、寒证。 苔薄白而润：正常舌象；表证初起；里证轻证；阳虚内寒； 苔薄白而干：风热表证； 苔薄白而滑：外感寒湿，或水湿内停
	白厚苔：苔色白而不能见舌体	苔白厚腻：痰饮、湿浊、食积内停； 苔白厚腻而干：痰、湿、食积化热；湿浊中阻，津不上承 苔白而燥裂：燥热或湿温邪热伤津
	积粉苔、粉白苔：舌上满布白苔，有如白粉堆积，扪之不燥	积粉苔舌质干红：温病秽浊湿邪与热毒相结
黄苔	淡黄苔/微黄苔：薄白苔上出现均匀浅黄色，多由薄白苔转化而来； 深黄苔/正黄苔：苔色黄而略深厚； 焦黄苔/老黄苔：正黄色中夹有灰褐色苔	黄苔主热证、里证。 舌苔由白转黄，提示邪已化热入里，苔色愈黄，邪热愈甚； 淡黄苔为热轻，深黄苔为热重，焦黄苔为热极； 舌淡胖嫩，苔黄滑润者，多是阳虚水湿不化；苔焦黄干燥为热盛津伤
灰黑苔	灰苔：苔色呈浅黑色； 黑苔：苔色呈深灰色。 灰苔与黑苔同类，只有轻重之别，常并称为灰黑苔	主里热和里寒的重证。 白苔和黄苔都可转为灰黑苔。 苔色深浅与寒热程度相应。注意苔质的润燥，是判断灰黑苔寒热属性的关键。 灰黑而润主寒；灰黑而燥主热

4. 苔质

苔质		特征		临床意义
厚薄	以是否"见底"为标准	薄苔：透过舌苔能隐隐见到舌体的苔； 厚苔：通过舌苔见不到舌体的苔	主要反映邪正的盛衰	薄苔：正常人或表证； 厚苔：里证； 舌苔由薄变厚,提示邪气渐盛，为病进； 舌苔由厚渐化，舌上复生薄白新苔，提示正气胜邪，为病退

续表

苔质	特征		临床意义
润燥	润苔：舌苔干湿适中，不滑不燥； 滑苔：舌面水分过多，伸舌欲滴； 燥苔：舌苔干燥无津，甚则舌苔干裂； 糙苔：十分干燥，苔质粗糙	主要反映津液盈亏和输布情况	润苔：正常舌苔；有病而津液未伤； 滑苔：寒证；痰湿； 燥苔：津液耗损；湿浊内阻，津液不能上承； 糙苔：热盛伤津之重症
腻腐	腻苔：苔质颗粒细腻致密，融合成片；中间厚边周薄；紧贴舌面，刮之不去	垢腻苔：苔腻而垢浊； 滑腻苔：苔腻而湿润滑利； 燥腻苔：苔腻而干燥少津； 黏腻苔：腻苔上罩一层稠厚黏液	主湿浊、痰饮、食积。 苔黄厚腻：多为痰热、湿热、暑温、湿温、食滞，以及湿痰内结，腑气不利等 苔白滑腻：湿浊、寒湿； 苔厚腻不滑、白如积粉：多为时邪夹湿，自里而发； 白腻不燥：多为脾虚湿重； 白厚黏腻、口中发甜：脾胃湿热，气聚上泛
	松苔：苔质疏松，颗粒明显		常见于腻苔、厚苔的欲化阶段，提示湿浊之邪欲解
	腐苔：苔质颗粒粗大疏松，如豆腐渣堆铺于舌面；边中皆厚；揩之易脱，舌底光滑		主胃气衰败，湿浊上泛，食积胃肠等
	霉苔（霉腐苔)：舌上满布糜点如凝乳或颗粒，揩之即去，旋即复生，揩去处舌面光剥		气阴两虚，湿热秽浊之邪泛滥。多见于重危患者或营养不良小儿
剥落	舌苔部分或全部剥落，剥落处舌面光滑无苔	类剥苔：舌苔剥落处舌面不光滑，仍有新生苔质颗粒或乳头可见； 根据剥落部位和范围不同，又分为前剥苔、中剥苔、根剥苔、花剥苔和镜面舌	主胃气匮乏、胃阴枯涸或气血两虚	舌红苔剥：阴虚； 舌淡苔剥或类剥苔：血虚，或气血两虚； 镜面舌，舌色红：胃阴干涸； 舌色白如镜：营血大亏，阳气将绝； 花剥落，苔腻滑：正气已虚，湿浊未化

续表

苔质		特征	临床意义
剥落		地图舌：舌苔大片剥落，边缘突起，剥落部位时转移者	剥脱部位多与其相对应的脏腑病变有关

（四）脉诊

1. 寸口诊法三步所对应的部位及脏腑（图1）

	分候部位	左手	右手
寸	胸以上及头部（上焦及以上）	心	肺
关	胸膈以下至脐上（中焦）	肝胆	脾胃
尺	脐以下至足部（下焦及以下）	肾（肾阴）	肾（肾阳）

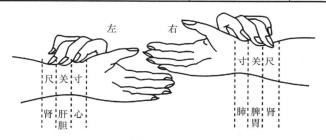

图1 脉诊图

2. 诊法要点

环境　以医患双方气息平静、气血平和为佳。

体位　正坐或仰卧，心脏与寸口同水平，直腕（手腕放松，脉枕）、掌心向上。

平息　医生呼吸平静、调匀，"以息计数"（医者一呼一吸为一息），思想集中。

布指　中指定关（高骨：桡骨茎突）—指腹切按—布指疏密适当—找准应指明显之处。

常用的脉诊指法

- 举：手指用较轻的力轻切在皮肤上取脉，即浮取或轻取。
- 按：手指用较重的力切按在筋骨间，即沉取或重取。
- 寻：用力不轻不重、委屈求之，即中取。
- 循：沿脉道的轴向移动，体会脉体长短和脉势虚实。
- 推：以指腹按脉脊，左右内外微微推动。
- 总按：三指同时用力诊脉，总体辨别脉象。
- 单按：用一指（或注意力集中于一指）诊察寸关尺的某一部脉象。

3. 脉象要素

脉象要素	判断要点	相关脉象举例
脉位	脉搏跳动显现部位的深浅	浮、沉
至数	脉搏的频率	迟、缓、数、疾
脉力	脉搏的强弱，脉搏应指的力量（动脉搏动的张力）	强、弱
脉长	脉动应指轴向范围的长短	长、短
脉宽	脉动应指径向范围的大小（粗细）	洪、细
流利度	脉搏来势的流利通畅程度	涩、滑
紧张度	脉管的劲急或弛缓程度	弦、紧
均匀度	脉动节律是否均匀，脉力是否均匀	促、结、代

四、实践教学方法

（一）望诊体验学习

学生分 A、B 两组，A 组先作为观察对象，并排坐成一列，B 组进行望诊（全身，局部，面色，舌诊），之后交换角色。体会整体望诊（尤其是望神）、舌诊（包括正确的伸舌动作），理解望诊注意事项（光线、安静状态、专注等），通过同学之间面色、形体、舌象等的对比，掌握正常面色、正常舌象。

在老师的指导下，分析同学们的面色、舌象及有代表性的望诊结果，发现一些常见的病理变化（如面色偏白偏红，舌体胖瘦，舌淡嫩、裂纹舌、齿痕舌，舌苔变化等），配合简单的问诊，探讨临床意义。

从中掌握望诊的基本方法、注意事项，感受望诊的临床价值。

（二）脉诊体验学习

（1）脉诊手法及正常脉象：在老师的指导下学会寸口脉诊法的正确手法（时间、体位、指法：寸关尺、举按寻、总按与单按、注意事项等），理解脉象要素（脉位、脉率、脉律、脉力、脉形、脉势等）、正常脉象（胃、神、根）。

（2）自身脉象的体验：课堂上为自己诊寸口脉，在老师的指导下体会出自己脉象的微妙差别。例如，尺脉与寸关脉在脉位浮沉上的差别，左右手脉在脉形、脉势上的差别等。课后，在进餐前后、运动前后分别感受脉象变化。

（3）同学之间相互体验：要求每位同学选择男生、女生各 1 位或 2 位进行体验，体会诊脉时静心凝神、平息定至等要点，感受脉象的个体差异。

（4）师生之间互动体验：老师为学生诊脉并讲解，从学生中挑选有代表性的脉象请其他同学感受。

（三）四诊综合体验学习

选 1 位同学作为模拟患者，老师带领同学进行中医诊察，综合分析特征性的四诊信息，作出简要的病证判断，从中感受整体诊察、四诊合参的中医诊断过程。

五、实践学习记录及思考

1. 实践记录

1.1 望诊

1.1.1 与同学相互体验望色、望形、望态的过程中，有什么令你印象深刻的体验？记录下来并分析其临床意义。你觉得中医望诊中有什么需要注意的事项？

	所见	临床意义	望诊注意事项
1			
2			
3			

1.1.2 学习望舌的过程中，你见到哪些舌色、舌形（包括老嫩、胖瘦、齿痕、裂纹、点刺等）、苔色、苔质（厚薄、润燥、腻腐、剥落等）？记录下你印象最深的几个，分析其临床意义。你觉得舌诊有什么需要注意的事项？

	所见舌象	临床意义	舌诊注意事项
舌色			
舌形			
苔色			
苔质			

1.2 切诊（寸口脉）

所谓"心中了了，指下难明"，中医脉诊不仅要靠手指下的灵敏触觉，更要依靠扎实的中医理论以及丰富的临床实践。我们不妨先从脉位（浮沉）、脉率（迟数）、脉律（整齐与否）、脉力（有力无力）这几个关键的脉象要素入手去体会脉象中的细微差别。当然，同学们也可以尝试把脉象归结到某些常见脉象中，或者将自己的真实感觉记录下来。

	总按的印象	单按中需要特别描述的地方	对比
本人 你的性别是？ □男生 □女生			自己的寸关尺对比： 自己的左右手对比：
1 位男生			和自己的脉象对比：
1 位女生			和自己的脉象对比：

2. 思考题

2.1　中医诊法中，眼目有"五轮学说"（图2），舌面有脏腑部位联系（图3），寸口脉三部能分候脏腑，除了面、眼、舌、脉等诊法，后续还将在耳穴、背俞穴等内容中体会到身体某个局部分候不同脏腑。对于中医这种从局部反映全身的独特思路，你有什么想法？

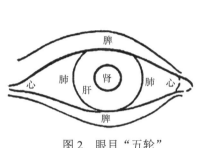

图2　眼目"五轮"

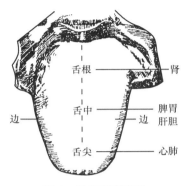

图3　舌面脏腑部位

2.2　中医四诊中，对你触动最大的一点体会是什么？

第二章　中医辨证实践
（八纲辨证、脏腑辨证）

辨证论治是中医学理论体系的基本特点之一，其过程就是中医临床思维的过程。掌握中医辨证思路和方法，是正确理解和运用中医的前提。

辨证论治的基本过程就是：在整体观念的指导下，运用四诊对病人进行详细的临床观察，将人体在病邪作用下反映出来的一系列症状和体征，结合地理环境、时令、气候，患者的体质、性别、年龄、职业等情况进行具体分析，从而找出疾病的本质而得出辨证的结论，确定为何种性质的证候，最后确定治疗法则，选方遣药进行治疗。

"证"，即"证候"，与"症"、"病"既有区别也有深刻的内在联系，证候反映了疾病的病因、病机、病性、病位，以及疾病的发展趋势，既反映了机体自身的调节能力，也反映了机体与外界环境的联系，为治疗提供了正确的依据和方向。一种病可以包括几种不同的证，不同的病在发展过程中可以出现同一证候。因此，在临床上常见"同病异治"或"异病同治"，这种针对疾病发展过程中不同的矛盾用不同的方法去解决的思想和思维方式，就是辨证论治的精神实质。

对于非中医专业的中医学习者，需要深刻认识"辨证"的重要价值："辨证"是中医特有的、有别于现代医学疾病诊断的诊断内容，是中医学术特色与优势的集中体现，是中医确立治疗方案的主要依据，在中医诊断中不可或缺。"辨证"是对机体在某一特殊阶段的本质变化的高度概括，掌握了辨证论治，即使没有明确病名诊断，或虽有病名诊断而目前对该病尚乏针对性治疗方法，也能对这些疾病进行治疗。另外，西医辨病与中医辨证相结合，从不同角度、不同层面认识疾病本质和治疗规律，在诊疗时能整体与局部兼顾、宏观和微观并调，治疗措施更具针对性和选择性，是中西医结合领域的一项重大进步。

总之，"辨证"是决定治疗的前提和依据，不论是在临床上运用中药、方剂、针灸等手段，还是开展中医药科研，都不应该脱离"辨证论治"。

一、学习目标

知识技能目标
- 掌握
  - 1. 八纲基本证候的临床特点和辨证要点。
  - 2. 脏腑辨证中常见证候的临床特点和辨证要点。
- 熟悉
  - 1. 阴阳、表里、寒热、虚实的证候鉴别要点。
  - 2. 常见的脏腑兼病辨证。
- 了解　证候的兼夹、转化、真假。

能力目标 ┤
1. 初步形成中医辨证的临床思维能力；中医诊疗过程的医患沟通能力。
2. 团队沟通协作、展现自我观点的能力。
3. 对整体观、辨证论治等中医思想的感悟与运用能力；中医临床知识技能的自我拓展能力。

素质与思政目标 ┤
1. 医德医风、医学人文关怀，医学职业素养与社会责任。
2. 严谨踏实、实事求是的医学实践素养。
3. 终身学习意识和自主学习习惯；团结、合群、积极探索的综合素养。

二、实践中的重点体验内容

知识感知	直观感受望、闻、问、切所获得的临床征象； 八纲基本证候、脏腑辨证常见证候的辨证要点和临床真实表现	
技能提升	四诊合参	详细搜集证候资料，四诊综合诊察，理解各种诊法的主要作用
	辨证思路	如何用八纲辨证、脏腑辨证方法分析和解决临床问题； 临床多见证候兼夹、转化，较少呈现教材上的单一证候； 理解多个证候之间的内在联系和变化规律才能解决实际问题
能力培养	中医临床思维能力	辨证思想是整体观念、恒动观念的高度综合，是中医特有的临床思维方式
	医患沟通能力	
思想内化	中医辨证的意义	辨"证"的临床价值	1. 把握疾病的阶段性本质； 2. 掌握机体调节能力、机体与外界环境的联系； 3. 为治疗提供正确的方向和依据
		证与症、病的联系	1. 证候是由一组特定的、具有内在联系又能反映疾病阶段性本质的症状所构成； 2. 疾病在不同的病变阶段可产生不同证候； 3. 证候将症状、疾病联系起来，揭示其内在联系
		中医辨病辨证与西医辨病结合的中西医结合临床诊疗思路； 理解并认同"中西医并重"（我国新时代卫生与健康工作方针之一，也是我国医疗卫生事业的显著特征和独特优势）	

续表

思想 内化	辨证中的整 体观	"证"除了包括病变起因、部位、性质、程度、正邪关系、疾病趋势等，还涉及到影响疾病性质的自身因素（年龄、性别、体质等）和自然（时间、地域等）、社会等外界因素，因此"论治"要因时、因地、因人制宜
	中医人文 关怀	中医诊断过程中包含了丰富的与患者情感交流、调节患者情绪的内容，中医辨证论治的整个过程都应重视身心同调。中医形神一体、以人为本的观念，决定了人文关怀是中医诊治的内在要求

三、基础知识及实践要点

（一）辨证论治的过程与方法

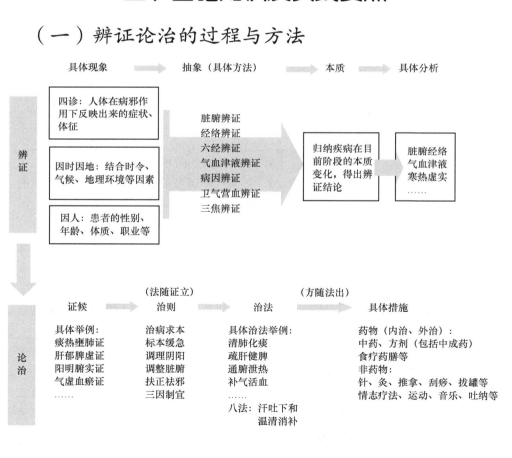

（二）八纲辨证要点

八纲辨证是辨证的基础，其他辨证分类方法是八纲辨证的具体深化。八纲是从各种具体证候的个性中抽象出来的带有普遍规律的共性，对整个辨证体系的学习和运用具有指导性意义。但八纲辨证是比较笼统、抽象的辨证，临床上应结合其他辨证方法，对证候进行深入分析判断。

1. 八纲辨证的基本含义

阴阳　⟺　类别　　是证候分类的总纲，是辨证归类的最基本纲领，也有具体的证候内容

表里　⟺　病位　　分析病位外内浅深，判断病势进退、病机变化趋势 ⎤
　　　　　　　　　　　　　　　　　　　　　　　　　　　　　　　├ 证候兼夹　证候转化

寒热　⟺　病性　　辨别疾病性质，反映机体阴阳的偏盛与偏衰 ⎦

　　　　　　　　　　　　　　　　　　　　　　　　　　　　　　├ 证候真假

虚实　⟺　邪正　　辨别邪正盛衰，反映人体正气强弱与致病邪气盛衰

2. 阴阳辨证的证候要点及鉴别

	含义	类证特点	症状表现	病症表现	口诀
阳证	邪热壅盛，或阳气亢盛的病变和证候，临床以机能亢进为特点	兴奋、躁动、亢进、明亮等表现的表证、热证、实证	表现于外的、向上的、容易发现的	阳邪致病，病情变化较快	热、红、干、躁为阳
阴证	阳气虚衰，或寒邪凝滞的病变和证候，临床以代谢低下为特点	抑制、沉静、衰退、晦暗等表现的里证、寒证、虚证	表现于内的、向下的、不易发现的	阴邪致病，病情变化较慢	冷、淡、清、静为阴

3. 表里辨证的证候要点及鉴别

	病位	特点	寒热症状	躯体症状	舌象	脉象
表证	病位浅在肌肤的证候，外感病初起阶段	起病急，病程较短	发热恶寒（或恶风）同时并见	不明显，以头身疼痛、鼻塞、喷嚏等常见	少有变化，苔薄不厚	浮脉

续表

	病位	特点	寒热症状	躯体症状	舌象	脉象
里证	病位深在于内（脏腑、气血等）的证候	病程较长，表现多样，详见虚实寒热辨证及脏腑辨证	发热不恶寒，或但寒不热	明显，如咳喘、心悸、腹痛、吐泻等	多有变化，因寒热虚实变化而出现相应变化	沉脉，或其他多种脉象
半表半里证	邪正相搏于表里之间的证候	起病急，病程较长	寒热往来（恶寒发热交替出现）	明显，有口苦、胸胁苦满等特有表现	多有变化	弦脉

4. 寒热辨证的证候要点及鉴别

	寒热	口渴	面色	四肢	姿态	痰涕	二便	舌象	脉象
寒证	恶寒喜热	多见不渴	白	冷	蜷卧少动	色白质稀气淡	大便稀溏小便清长	舌淡，苔白而润	迟或紧
热证	喜寒恶热	多见口渴、喜冷饮	红赤	热	仰卧躁动	色黄质稠气浊	大便干结小便短赤	舌红，苔黄而干或少苔	数

5. 虚实辨证的证候要点及鉴别

	含义	特点	临床表现	舌象	脉象
实证	邪气充盛、停积为主，正气尚未虚衰，邪正斗争较剧烈	特点为强烈、有余、停聚；表现为有余亢盛、兴奋顽躁、形体壮实、声高	功能亢进：烦躁、谵语，咳喘有力，发热恶寒，面红目赤等 邪实阻滞：疼剧而拒按、持续不减；大便秘结，小便不利；有形病理产物积聚（痰涎壅盛、癥	舌质较苍老，舌色可红或紫暗	脉力较强，脉实或弦滑有力

续表

	含义	特点	临床表现		舌象	脉象
实证		气粗，疼痛多较剧烈，拒按；"邪气盛则实"	瘕包块、痈疮或局部红肿）等			
虚证	人体正气虚弱不足，邪气并不明显，邪正相争不剧烈	病程较长、病势较缓；表现精神萎靡、身倦乏力、气弱懒言、消瘦或虚胖，疼痛多见隐痛，喜按；脉力不足或虚弱"精气夺则虚"	气虚	面白无华、少气懒言、语声低微、疲倦乏力、自汗、动则诸证加剧	舌淡	脉虚弱
			阳虚	形寒肢冷、面色白、神疲乏力、自汗、口淡不渴、尿清长、大便稀溏	舌淡苔白	脉弱
			阴虚	午后潮热、颧红、盗汗、手足心热，口干	舌红少苔	脉细数
			血虚	面色苍白或萎黄、唇色淡白、头晕眼花、心悸失眠、手足麻木、妇女月经量少、月经愆期或闭经	舌质淡	脉细无力

（三）脏腑辨证要点

1. 脏腑辨证学习要领

整体观要谨记 ➡	从整体观念出发，审察脏腑病证内在联系	人体是以五脏为中心的有机整体，脏腑之间、各组织器官之间生理上相互联系、病理上相互影响。要从整体观念出发，分析脏腑病变所属证候，仔细审辨其内在联系
明藏象定病位 ➡	立足藏象学说，结合脏腑主要生理功能来"定病位"	脏腑病证是脏腑功能失调反映于外的客观征象。各脏腑的生理功能不同，因而它反映出来的症状、体征也不相同。要根据脏腑不同的生理功能及其病理变化来分辨病证

续表

合八纲定病性 ➡	结合八纲、病因、气血津液等辨证方法来"定病性"	八纲、病因、气血津液辨证是脏腑辨证的基础。既可按脏腑病位为纲，区分不同的病因病性，也可在辨别病因病性的基础上，再根据脏腑的病理特点,而确定脏腑病位
求本质抓主症 ➡	切忌流于证候描述的字面理解,要通过理解其证候本质和病因病机来"抓主症"	脏腑证候类型繁多，表现复杂。必须抓准各证的主要脉症，并反复地进行鉴别，尤其要对类似证候重点审察其症状体征的异同，并理解每个证候的本质特点，才能准确地掌握各证的临床特点

2. 心与小肠的生理病理变化及常见病症

生理功能	病理变化	常见病症
主血脉	气血运行障碍	心悸怔忡、胸闷气短、胸痛、脉结代
	血液妄行	吐血、衄血、尿血、瘀斑等
	血虚不养心	心悸、眩晕
主神志	血虚无以养神	失眠多梦、健忘
	热扰心神	轻则心烦，重则狂躁、谵语、昏迷
开窍于舌	火盛	舌红起芒刺，舌上生疮
	血瘀	舌紫暗或有瘀斑
	邪阻舌失控制	舌卷、舌强、弄舌、语謇、失语
其华在面	气、血、阳虚弱	面色淡白或㿠白
	血瘀	面色紫暗
合小肠	心移热于小肠	小便短赤、尿急、尿痛

3. 肺与大肠的生理病理变化及常见病症

生理功能	病理变化	常见病症
主气,司呼吸	功能活动减退	少气，短息，语声低微，可出现咳嗽或喘息声音低弱
主宣发肃降	肺失宣降	咳嗽、哮喘、胸闷或胸痛
通调水道	水液失布，津凝成痰	咳痰，痰饮停留在体内，小便不利伴水肿
主皮毛	卫表失固，易受外邪	自汗，畏风，易感冒，气温变化容易引起喷嚏咳嗽等
	皮毛失养	毛色憔悴、皮肤毛发干燥不润

续表

生理功能	病理变化	常见病症
开窍于鼻	鼻窍受邪或失养	鼻塞、流涕、喷嚏、嗅觉减退等
喉为肺户	咽喉不利	咽喉痒或痛，咽喉干燥，音哑，失音
大肠主传导排泄糟粕	传导失职	便秘、泄泻，或大便夹黏液脓血等

4. 脾与胃的生理病理变化及常见病症

生理功能	病理变化	常见病症
主运化	脾失健运，消化转输功能失常	腹胀痛、食欲下降、便溏
	脾失健运，水液内停	痰饮、水肿、泄泻
主升清	水谷精微不能上输心肺化生气血	神疲乏力、眩晕、少气懒言
	气虚内脏失于固托	内脏下垂、子宫脱垂、脱肛
主统血	脾失统血	便血、尿血、月经过多、崩漏
主肌肉四肢	脾失健运，气血化生不足	肌肉消瘦、水肿、四肢痿废
开窍于口	脾失和健	口淡无味、口甜、口腻
胃主受纳、腐熟水谷	胃失和降	食少、胃部胀满
	胃气上逆	呕吐、呃逆、嗳气
	食滞胃脘	厌食、嗳腐吞酸
	胃热	消谷善饥

5. 肝与胆的生理病理变化及常见病症

生理功能	病理变化	常见病症
主疏泄	情志失调抑郁或亢奋	精神抑郁、善太息、急躁易怒
	风阳内动	头晕目眩、耳鸣耳聋、中风昏厥
	气滞血瘀	胁肋胀满疼痛、少腹或睾丸胀痛、乳癖、癥瘕、痞块、月经不调
主藏血	血不归藏	吐血、齿衄、月经过多、崩漏
肝主筋其华在爪	筋失所养	震颤、麻木、屈伸不利、抽搐、角弓反张、爪甲脆薄
	寒凝筋缩	囊缩、疝气、舌卷
开窍于目	目失所养	两目干涩、雀目
	肝火上炎	目赤肿痛
胆贮藏、排泄胆汁	胆汁上溢	口苦
	胆汁外溢	黄疸
胆主决断	胆气虚	惊恐、虚怯、失眠

6. 肾与膀胱的生理病理变化及常见病症

生理功能	病理变化	常见病症
藏精主生长发育生殖	肾精不足	小儿五迟、五软，成人早衰
	生殖功能减退	男子精少不育，女子经少、经闭、不孕
	肾阳亏虚	腰冷痛、畏寒、阳痿、宫寒
	肾阴亏损	潮热、盗汗、遗精、阳强、月经不调、腰膝酸软
主水、司二便	气化失常	水肿
	二便失司	大便滑泻、失禁，小便淋漓不尽、遗尿、小便失禁
主纳气	肾不纳气	虚喘、呼多吸少
主骨生髓	脑海不足	头晕、健忘、精神恍惚
	骨失所养	腿软足痿，齿摇
其华在发，开窍于耳	发失所养，耳失所充	耳鸣、耳聋、脱发、白发
膀胱主贮尿排尿	膀胱气化失常	尿频、尿急、尿痛、尿多

四、实践教学方法

（一）中医病案讨论

病案讨论可以安排 CBL 的小组讨论式学习。

分别针对八纲辨证、脏腑辨证的病案进行"小组研讨+汇报讨论+老师点评"。教师在课前将病案发给各个小组（5～10 人为一个小组为宜）并确定好每个小组要汇报的病例。小组成员在课前进行讨论、资料收集和 PPT 制作，由小组代表在课堂上进行汇报，之后再与其他小组的成员进行讨论互动，教师适时点评。

（二）中医临床实践教学

1. 门诊见习

1～3 位学生跟随 1 位中医医生出门诊，观察医生诊治过程，做好见习记录，在中医医生的指导下进行望诊、脉诊，分析典型舌脉象，注意分析临床所见证候的具体表现与教材描述的差别和联系。

2. 病房实践

由老师提前在住院部选择合适的患者进行临床实践带教。

学生与患者面对面交流收集四诊信息，在老师的指导下进行中医四诊：问诊（由学生自行与患者交流，老师适当引导）、望诊（老师引导学生望面色，望舌象等，并进行讲解），脉诊（学生诊脉，老师从旁提醒动作要领），每位同学都必须参与诊察舌脉象。

诊查患者后，学生讨论、汇报得出四诊信息、辨证结论，提出疑问及困难，老师进行有针对性的讲解，展示从病史采集、四诊情况收集、四诊综合分析到作出八纲及脏腑辨证的中医诊断完整过程，并讲解本次实践中学生的表现及存在问题等。

五、中医病案辨证分析练习

加强对临床病例的分析与讨论，有助于深刻理解和掌握中医辨证的基本规律和思维方法。

以下病案分别从标本虚实夹杂、脏腑兼杂、类似证候鉴别、中医与西医思路比较、中医基础理论转化为辨证思路的角度，展示中医辨证的临床思路。病案来源于涉及证候转化、兼夹等有一定难度的临床病例，需要掌握八纲辨证、脏腑辨证的核心原理和关键知识点才能综合分析。

建议先对以下病案进行八纲辨证和脏腑辨证，尝试给出治法和方药，然后对照参考答案自行订正，再对照教材上相应证候的描述，对比教材所写与临床病例的异同，加深理解各种证候的"辨证要点"。

1. 标本虚实夹杂

1.1 林某，男，48岁，干部。

主诉：反复胸闷气短10余年，加重伴胸痛2周。

现病史：患者于10年前因工作操劳出现胸闷、气短，时伴有头晕、心悸，休息后可自行缓解，当时未予重视，症状时有反复，多在劳累后加重。曾在外院诊断为Ⅱ度房室传导阻滞，经治疗好转，近几年夏季症状不明显，冬天胸闷心慌较频繁。近2周天气转冷，又因工作劳累、熬夜，胸前不适及憋闷感程度较前加重，持续时间变长，寒冷时症状尤其明显，并时有胸前区隐痛。

诊时症见：精神不振，面色晦暗无华，胸闷气短，时有胸痛，手足凉，怕冷，纳眠一般，二便调。

舌脉象：舌质淡暗，舌根部白苔略厚，舌底络脉迂曲紫暗，脉象迟而力弱。

1.2 汪某，男，16岁，学生。

主诉：发作性喘息10余年，再发8日。

现病史：10余年前患者开始出现发作性喘息，曾确诊过敏性哮喘、过敏性鼻炎，对花粉、螨虫、海鲜等过敏，常于接触过敏原或受凉后诱发喘息，发作时自觉气急、胸闷，咳痰颇多，未规范使用药物治疗，多在喘息发作时对症处理。平素嗜食肥甘之物。8天前因不慎进食夹有蟹肉的汤羹，喘息发作。

诊时症见：神清，精神较疲倦，喉有痰鸣声，可闻及气道哮鸣音，自觉胸前憋闷、气紧，痰多色白质黏，食欲不振，小便调，大便稀溏，睡眠一般。平素容易大便稀溏、自汗。

舌脉象：舌质淡，苔白腻，脉沉弱。

1.3 张某，女，42 岁，中学教师。

主诉：白带过多半年。

现病史：近半年患者逐渐出现白带量增多、色白质稀、无明显异味，劳累及进食寒凉药物食物则加重，曾在妇科就诊，行白带常规等检查未见明显异常。

诊时症见：神清，精神较疲倦，带下偏多，色白或透明，质地稀，无异味，时觉脘腹冷痛，痛势绵绵，喜温喜按，胃纳不香，时有头晕、头身沉重感，大便稀软，小便正常，睡眠一般。

舌脉象：舌淡胖，有齿痕，苔白腻、水滑，脉沉迟无力。

1.4 唐某，男，6 岁，学生。

主诉（家属代诉）：纳少体瘦 3 年余，腹胀腹痛 2 天。

现病史（家属代诉）：患儿 3 年前患"肺炎"，经治疗后发热、咳嗽咳痰等症状已缓解，但此后一直胃纳较差，逐渐形体瘦弱，长期进食量较少，睡眠不安，容易烦躁发脾气，身高、体重均处于正常低限。2 天前因贪食煎炸肉食，出现腹痛腹胀，疼痛时轻时重，泻后疼痛得缓，大便黏滞臭秽，排便不爽，每日 1 至 2 次，遂求诊于中医。

诊时症见：患儿神清，精神较疲倦，诉腹部胀闷，时有腹部隐痛，昨日解黏滞臭秽大便 2 次，口气重浊，矢气较频且臭浊，矢气和大便后腹部胀痛稍减，不愿进食，伴嗳气酸腐，夜眠不安。

舌脉象：舌淡嫩，苔厚腻，脉滑。

1.5 陈某，男，50 岁，军人。

主诉：反复气短、胸闷痛 1 年。

现病史：1 年来患者反复胸闷，阵发心前区疼痛发作，多为闷痛、时为刺痛，休息后可逐渐缓解，劳累时加重，常觉气短、乏力，活动时心悸明显。多次行心电图检查提示心肌缺血。

诊时症见：神清，精神较疲倦，时有胸前区闷痛，严重时为刺痛，劳累及熬夜后症状加重，常觉自汗、胸前汗出尤多，气短，胃纳可，睡眠欠佳，易醒，多梦，二便调。体胖高大，血压 160/84mmHg，心律齐，心率 60 次/分。

舌脉象：舌淡胖，苔白厚腻，舌底络脉迂曲，脉弦滑。

2. 脏腑兼杂

2.1 张某，男，4 岁 2 个月。

主诉（家属代诉）：反复感冒 1 年，发热、咳嗽 2 天。

现病史（家属代诉）： 患儿自 1 年前到幼儿园上学以来反复感冒，平均每 1～2 月感冒一次，平时汗出较多，尤其是活动及进食后头颈、背部汗多，吹风受凉后容易喷嚏咳嗽，平素胃口一般，进食量偏少，喜甜食、雪糕及各种零食，形体瘦小、面色偏黄。2 天前出汗后受风，患儿出现发热、咳嗽。

诊时症见： 患儿神清，精神稍疲倦，发热，最高体温 37.8℃，咳嗽较频繁，咳嗽有痰音，吹风后咳嗽较剧烈，咳嗽声较低弱，头颈、背部汗多，纳差，大便 3 天未解。

舌脉象： 舌淡嫩，苔白厚腻，脉浮滑无力。

2.2 康某，男，27 岁，车间工人。

主诉： 右胁肋部闷痛 4 个月。

现病史： 患者于 4 个月前与工友争吵、暴怒，愤而辞职，之后又因失业情绪低落、精神紧张，逐渐出现右胁肋部闷痛，右季肋为主，多次到门诊就诊，血常规、肝功能、心电图、胸部 CT 平扫未见明显异常，腹部彩色多普勒超声检查（彩超）提示"轻度脂肪肝"。

诊时症见： 右季肋部胀闷，有轻微疼痛，容易生气、激动，情绪激动时胁肋不适加重并伴有胸闷，口苦、口干，入睡难，心烦多梦，食欲不振，进食量较前减少，时有腹胀，大便不成形。

舌脉象： 舌淡红，苔薄黄，脉弦，左关弦浮、应指明显，右关无力。

2.3 张某，女，51 岁，干部。

主诉： 心悸、头晕半年余。

现病史： 患者于 1 年前开始出现月经先后不定期，月经周期 20～40 天不等，每次行经 10 天，量多，色淡，淋漓不断，持续 5 个月余，经诊刮及药物治疗后月经停止，已有半年多未再行经，但相继出现心悸、心慌，并有头晕，曾在心血管内科就诊，行心脏彩超检查未见明显异常，24 小时动态心电图提示偶发房性早搏，口服中成药后症状改善不明显。

诊时症见： 患者神清，精神较倦怠，自觉心慌易惊，时有头晕，呈昏沉感，眠浅不实，多恶梦，健忘，气短，易疲劳，劳累后诸症加重，饮食不香，食后易腹胀，大便 3～4 日一行、前干后溏。

舌脉象： 面色淡白，唇舌甲色浅淡，苔薄白，脉细无力。

2.4 刘某，男，55 岁，退休在家。

主诉： 反复头胀痛 5 年余，加重 1 月。

现病史： 患者于 5 年前开始反复出现头胀头痛，头痛部位不定，头痛呈胀痛感，多在劳累、恼怒时出现，头痛剧烈时需要服用"阿咖酚散"等止痛药。3 年前发现血压升高，最高 160/100mmHg，目前服用氨氯地平片，自诉血压控制尚可，未规律监测血压情况。近 1 个月患者因与家人失和，常有恼怒争吵，头痛发作频率及程度较前加重。

诊时症见： 神清，精神欠佳，头痛、呈胀痛并伴有头部箍罩感，以头顶及后枕部为主，非持续性，生气激动则头痛明显加重，并连及双目胀痛，自觉时有行走摇晃感，持续性低调耳鸣，面红，腰酸欠力，双膝酸软，失眠多梦，心烦易怒，容易口干，纳可，二便调，大便偏干。

舌脉象： 舌红，舌质苍老，苔薄白，脉弦细数。

2.5 李某，男，23 岁，学生。

主诉： 反复腹痛、大便性状改变 6 年。

现病史： 近 6 年患者每逢社交场合、精神紧张则腹部绞痛，一觉腹痛则需马上排便，多为烂便，大便后则腹痛减轻，紧张时大便每天 3～5 次或更多，精神放松时大便 1～2 天一次，泻下大便时干时溏，近来因就业就职、需要接受面试，但每当面试时间将近即出现腹泻，影响求职，苦不堪言。西医诊断为"肠易激综合征"，治疗效果不明显。

诊时症见： 神清，精神可，大便溏烂，2～4 次/天，大便前常有腹痛，便后腹痛减轻，纳尚可，口淡不渴，睡眠欠佳，眠浅梦多，小便调。

舌脉象： 舌淡嫩红，苔薄白，脉弦，左关尤甚，右关无力。

3. 类似证候鉴别

3.1 陈某，男，29 岁，职员。

主诉： 心悸 3 月余，加重 2 天。

现病史： 3 个月前患者因工作连续熬夜加班，之后出现心悸，夜间较明显，无明显胸痛胸闷，休息后稍好转，未予重视。2 天前因工作操劳睡眠不足，心悸较前加重，至某医院门诊就诊，心电图提示：窦性心动不齐，心脏彩超未见异常。

诊时症见： 神清，精神可，阵发性心悸，自觉心慌、气短，无明显胸闷胸痛，舌体糜烂疼痛，影响进食和说话，口干，喜冷饮，心烦易怒，睡眠较差，难以入睡，梦多易醒，胃纳尚可，二便调。查体：体瘦，舌面舌边可见三处溃疡，溃疡面色微黄，边缘略红。

舌脉象： 舌红，苔薄白偏少，脉细数。

3.2 范某，女，25 岁，导游。

主诉： 咳嗽、声音嘶哑 10 天。

现病史： 患者于 10 日前户外活动后出现咳嗽，干咳为主，未予重视，咳嗽时轻时重，自行服用川贝枇杷膏后咳嗽未见改善，并逐渐出现声音嘶哑。时值 9 月初秋，天气燥热。

诊时症见： 神清，自觉精神不振，咳嗽较频，以白天干咳为主，偶可咳出少许黄白黏痰，鼻塞流浊涕，时有涕中夹杂血丝，声音嘶哑，无恶寒发热，无胸闷胸痛，口渴明显，饮水冷热皆可，咽干痛，胃纳可，小便尚可，大便偏干。

舌脉象： 形体偏瘦，舌淡红，苔薄白，脉浮细数。

3.3 张某，男，5 岁。

主诉（家属代诉）： 发热、咳嗽、咳痰 1 周。

现病史（家属代诉）： 患者于 1 周前受凉后发热，体温最高 39.5℃，服用布洛芬混悬液后体温可短暂降至正常，伴有咳嗽咳痰，外院诊断为"急性支气管炎"，经抗感染治疗后发热好转。

诊时症见： 神清，精神可，目前无恶寒发热，无鼻塞流涕，咳嗽明显，日夜均有咳嗽，咳痰较多，痰黄黏稠，不容易咳出，呼吸气粗，面红目赤，呼吸时有痰鸣声，胃纳稍减，口渴而不欲多饮，小便黄，大便干。

舌脉象： 舌红，苔黄腻，脉滑数。

3.4 王某，男，18 岁，学生。

主诉： 腹痛，下利恶臭清水 1 周。

现病史： 10 余日前因饮食失时，进食隔夜剩饭后出现腹痛腹泻，每天泻下 2～3 次，未系统治疗。

诊时症见： 精神疲倦，周身乏力，脘腹痞满，疼痛拒按，下利纯青恶臭粪水，每天泻下 2～5 次，自觉手足冰凉、怕冷，需要多穿衣物，口渴多饮。

舌脉象： 舌红，苔黄厚，脉滑。

3.5 卢某某，男，48 岁，职员。

主诉： 反复头晕 1 周，一过性左侧肢体麻木 1 天。

现病史： 患者近一周反复头晕、头胀，时有恶心欲呕，自测血压偏高，未予重视。昨日下午与人争吵后突感左侧肢体麻木无力，语言不清，站立不稳，休息后约半小时逐渐好转，伴头痛、头晕、恶心欲呕。有饮酒、吸烟史。患者有高血压病史 3 年，服用珍菊降压片，每日两次，自诉血压控制良好。

诊时症见： 神清，精神尚可，面色涨红，形体肥胖，仍觉头晕、自觉行走有少许摇晃感，头顶胀痛，目前已无肢体麻木无力，心烦易怒，口苦明显，少许口干，纳差，二便及睡眠尚可。神经系统查体未见明显异常。

舌脉象： 舌红，苔黄腻，脉弦有力。

4. 中医与西医思路比较

4.1 刘某，女，60 岁，退休工人。

主诉： 阴户突出物半月。

现病史： 半个月前患者因家事劳累，在一次用力搬重物后，阴户中有物突出，并有下坠感，用手可还纳。年轻时产多乳众，工作及家务较劳累。近 10 年来常感神疲乏力，腹胀便溏，未经系统治疗，病情时好时犯。

诊时症见： 神清，精神较疲倦，自觉下腹部及阴道下坠感，咳嗽或弯腰用力时容易突出，用手可还纳，并常伴有咳嗽时小便失禁，面白无华，气短乏力，头晕目眩，纳少，夜尿频数，大便溏，眠浅。

舌脉象：舌淡苔白，脉缓弱，双侧尺脉无力。

4.2 汤某，男，65 岁，退休工人。

主诉：腹痛泄泻 1 周，加重伴喘息 3 天。

现病史：1 周前患者因进食较多肥腻肉食，出现腹胀痛，大便每天 2～3 次，臭秽、黏滞不爽，纳差。自服藿香正气丸未见明显好转。3 天前出现咳嗽、喘息。慢性支气管炎病史 20 余年，平素未系统诊治。

诊时症见：神清，精神一般，喘息，活动后加重，自觉痰液较多、不易咳出，间断咳出白黏痰，大便臭秽、黏滞不爽，伴有里急后重感，大便每天 2～3 次，纳差，时有腹胀，倦怠乏力，肢体沉重，口中发甜，口不渴，睡眠欠安。

舌脉象：舌淡红，苔白腻、中后段舌苔黄厚腻，脉浮滑。

4.3 林某，女，49 岁，自由职业者。

主诉：心悸气促 10 余年，加重伴双下肢水肿 1 个月。

现病史：10 余年前患者因产后劳倦出现心悸，经治不愈，平素常有胸闷、活动后气促，步行上三楼感气促，曾诊断为"慢性心功能不全"，间断治疗，症状时有反复。近 1 个月心悸情况加重，并逐渐出现双下肢水肿。

诊时症见：神清，精神疲倦，心悸胸闷，平路行走 50 米左右就觉气促，气短乏力，双下肢水肿、按之没指，肢冷畏寒，自汗较多，小便量少，胃纳较差，大便尚调，眠浅易醒。面色㿠白，唇色略青紫，双下肢中度凹陷性水肿。

舌脉象：舌淡紫，苔白滑，脉沉微而数。

4.4 李某，男，27 岁，个体户。

主诉：反复颜面及下肢水肿 2 年余，加重 2 周。

现病史：2 年前患者因感受外邪，始见眼睑、面部水肿，继则全身皆肿，诊断为"慢性肾小球肾炎"，曾住院两次，症状有所好转。半月前因劳累过度，病势大发。

诊时症见：神清，精神疲倦，眼睑、面部、双下肢水肿明显，按之凹陷，面色苍白，四肢不温，畏寒神疲，腰膝酸冷，食少腹胀，小便不利，大便溏烂，睡眠不安。

舌脉象：舌质淡胖，苔白滑，脉沉迟无力。

4.5 谈某，女，28 岁，小食店老板。

主诉：结膜及皮肤黄染 1 周。

现病史：患者于 1 周前逐渐出现双眼白睛发黄，皮肤颜色泛黄，小便深黄色，自觉乏力，纳差。患者自诉 2 个月前开始服用朋友介绍的"进口保健品"（成分不详）。

诊时症见：神清，精神可，无恶寒发热，身目俱黄，黄色鲜亮如橘皮，胸胁胀痛，泛恶欲呕，口苦，厌食腹胀，大便黏腻，小便短赤，睡眠较差。

舌脉象：舌红，苔黄腻，脉滑数。

5. 中医基础理论转化为辨证思路

5.1 钱某，男，41 岁，待业。

主诉： 咳嗽、咳血丝痰 10 余天。

现病史： 10 天前患者因家事不和，与家人争吵大怒，突发剧烈咳嗽，即刻咳出 2 口血痰，色鲜红，外院就诊行胸片、胸部增强 CT、支气管检查均未见明显异常，经治疗后已无咳鲜血，仍有血丝痰。

诊时症见： 神清，精神一般，咳嗽阵作，偶有痰中带血，血色暗红，伴有两侧胸胁胀痛，口干口苦，心烦易怒，小便短黄，大便干燥，纳食不香，睡眠欠佳，思绪纷乱难以入睡。

舌脉象： 舌红，苔薄黄，脉弦数。

5.2 陈某，女，51 岁，干部。

主诉： 舌头疼痛 1 周。

现病史： 1 周前患者因工作压力，连续多日精神高度紧张，心情焦虑，随后出现舌头疼痛，局部溃疡。

诊时症见： 神清，精神较紧张，舌尖及舌边可见溃疡 5 处，疮面约 1cm^2 大小，舌疼明显，影响吃饭和说话，口干喜冷饮，大便干结，2～3 日一行，尿短黄，睡眠尚可。

舌脉象： 舌尖红，舌尖、舌边有 5 处赤烂疮面，疮面色黄，边缘突起红赤，苔薄微黄，脉数稍弦。

5.3 张某，男，48 岁，职员。

主诉： 干咳 2 年余，加重伴低热 1 周。

现病史： 2 年来患者干咳少痰，诊断为"肺结核"，经系统治疗后好转。近 1 周因工作劳累，干咳加重，伴有午后低热。

诊时症见： 神清，精神较倦怠，形体消瘦，午后低热，每天最高体温波动在 37.5～38.0℃，至夜间体温可降至正常，时有干咳，无胸痛，无咯血，声音嘶哑，咽干口燥，腰酸乏力，眠浅易醒，时有遗精，夜间盗汗，两颧红赤，胃纳差，大便干，小便调。

舌脉象： 舌红，苔少而薄白，脉细数。

5.4 刘某，男，76 岁，退休。

主诉： 大便性状改变 3 年余。

现病史： 患者自 3 年多前开始出现大便溏烂，每天 1～3 次不等，之后逐渐出现每天清晨 5 点左右必须起床解大便，大便偏溏烂，常夹有不消化食物，曾行结肠镜检查未见明显异常。

诊时症见： 神清，神疲乏力，晨起即泻，大便溏烂，夹有不消化的谷物、菜叶等，畏寒肢冷，尤以下肢冷甚，腰膝酸软冷痛，夜尿多，5～6 次/晚，小便频数清长，面色黧黑。

舌脉象： 舌淡苔白，脉沉无力，尺部尤甚。

5.5 王某，女，37岁，会计。

主诉： 月经量过多3年余。

现病史： 3年前患者开始出现月经量多，逐渐加重，每次行经10～12天，有2～3天月经量过大，每天白天用卫生巾10片以上，曾在妇科就诊，行性激素六项检查未见明显异常、妇科彩超提示子宫肌瘤，血常规提示小细胞低色素性贫血，血红蛋白82g/L，目前口服硫酸亚铁口服液治疗。

诊时症见： 神清，精神疲倦，正值月经期第9天，仍有少许阴道出血，色淡质稀，本次月经前2、3日量多、色鲜红，夹有血块。平素经常疲乏无力，纳食不香，腹胀便溏，时有心悸，失眠，眩晕健忘，面色萎黄，形体消瘦，肢体麻木。

舌脉象： 舌淡，苔薄白，脉细弱。

病案分析参考答案

1. 标本虚实夹杂

1.1

【八纲辨证】 里证、寒证、虚实夹杂证、阴证。

【脏腑辨证】 心阳虚、瘀血内阻。

【分析思路】 本病病位在心。心主血脉，其华在面；心属膈上，主胸中阳气。本病初发之时为心气虚证，头为神明之府，心气不足，脑失所养，出现头晕头痛；心失所养则心慌气短乏力；因过劳复发，心慌、气短、心胸憋闷、畏寒为心阳不振之候。头为诸阳之会，心阳虚，清阳不能上荣头部，故头晕；心阳不足，血行不畅，故面色晦暗，舌质暗，脉迟而力弱；阳虚不能达于四末，则手足凉。胸痛、舌底络脉迂曲紫暗为瘀血之象。故本证属心阳虚、瘀血内阻证。本虚标实之证。

【基本思路】 心系统定位+瘀象+寒象+阳虚（早期为气虚）。

【要点】 标本虚实夹杂类。能理解因虚至实的疾病发展过程，心阳不振、气不行血而至气血瘀滞。

【治法】 温阳益气，活血通脉。

【参考方药】 四逆汤酌加活血化瘀药。

1.2

【八纲辨证】 里证、寒证、虚实夹杂证、阴证。

【脏腑辨证】 痰浊壅肺、肺脾两虚。

【分析思路】 喘息、痰多、胸闷、苔腻为痰象，反复喘息发作为"伏痰"致哮；患者幼年起病，肺气虚弱，宣降失职，气逆于上，则咳喘，胸闷气短，气虚水津不布，聚湿生痰，故痰多色白；痰随肺气上逆于喉间，故见喉间痰鸣；脾气虚，运化失健，则食欲不振，大便稀溏；气虚机能活动减弱，则乏力少气；舌质淡，苔白腻，脉沉弱，为气虚之征。

【基本思路】肺、脾系统定位（肺为主）+痰象+气虚。

【要点】标本虚实夹杂类。本虚标实，标实为急。理解肺脾与"痰"的关系，肺为储痰之器，脾为生痰之源。治疗上注意"急则治其标"，哮喘发作期以治标为先，温肺化痰、理气平喘；后期再以补肺健脾、培土生金，并注意治疗伏痰。

【治法】化痰理气平喘，佐以补肺健脾。

【参考方药】先用射干麻黄汤，后期用补肺汤和陈夏六君子汤。

　　1.3

【八纲辨证】里证、寒证、虚证（虚证为主，夹实）、阴证。

【脏腑辨证】脾阳虚兼寒湿困脾。

【分析思路】患者带下量多清稀为寒湿下注，究其本源在于脾阳虚衰。素体脾虚，食少便溏，进一步发展，导致脾阳虚证；中阳不足，寒从内生故脘腹隐隐冷痛，喜温喜按；阳失温化则大便清稀，带下色白质稀；水湿内停则口淡不渴，小便短少；阳失温煦则畏寒肢冷，舌淡胖、苔白滑，脉沉迟为阳虚水停之象。

【基本思路】脾系证候+阳虚证候+寒湿之象。

【要点】标本虚实夹杂类。①带下清稀可见于脾阳虚、肾阳虚或肾气不固，本例定位在脾，需鉴别；②脾阳虚、寒湿困脾在教材上是分开的两个证候，但临床上常兼夹出现，须理解其内在联系。

【治法】健脾益气，升阳除湿。

【参考方药】完带汤合理中汤加减。

　　1.4

【八纲辨证】里证、寒证、虚实夹杂证（实证为主）、阴证。

【脏腑辨证】食滞胃肠、脾气虚证。

【分析思路】素体脾虚，因饮食不节导致食积。食滞胃脘，胃失和降，气机不畅则胃脘胀满疼痛而拒按，腐浊之气上逆则嗳腐吞酸，食滞肠腑，浊物下注则泻物臭如败卵，浊邪得泻，腑气得通则泻后痛缓，食积于内，胃拒受纳故厌食，舌、脉乃食积之象。纳少、体瘦、舌淡嫩为脾虚之象。

【基本思路】脾病证候+气虚+饮食积滞的起病因素及表现。

【要点】标本虚实夹杂类。本在脾虚，标为食积胃肠，虚实夹杂，标实为急。

【治法】和中消食导滞。

【参考方药】保和丸加减，后期可以四君子汤、健脾丸等调理。

　　1.5

【八纲辨证】里证、寒证、虚证（虚证为主，夹实）、阴证。

【脏腑辨证】心气虚、心血瘀阻夹有痰浊。

【分析思路】心悸、胸闷、心前区刺痛，病位在心，诊为心脉痹阻证。气短、活动后加重、自汗提示心气虚。形体肥胖，闷痛，舌苔白厚腻，脉弦滑，提示除血瘀外夹有痰浊。

【基本思路】心系证候+瘀血证候。

【要点】标本虚实夹杂类。①按教材所述，心血瘀阻多由心气虚、心阳虚发展而来，本例虚实兼见。②教材上"心血瘀阻"强调瘀血，临床上"心脉痹阻证"有瘀血、痰浊、寒凝、气滞的细分，值得注意。③理解气与瘀血、痰浊的关系，气虚为本，痰瘀为标。

【治法】益气活血、化痰宽胸。

【参考方药】血府逐瘀汤合瓜蒌薤白半夏汤加减，后期可合用补中益气汤或生脉散加强补益心气。

2. 脏腑兼杂

2.1

【八纲辨证】表证为主兼有里证、寒证、虚实夹杂证（实证为主）、阴证。

【脏腑辨证】风寒犯肺夹食积，兼有肺脾气虚。

【分析思路】反复感冒、自汗为肺虚，体瘦面黄为脾虚，现有风寒外感兼食积。

【基本思路】肺系（风寒犯肺，肺气虚）+脾系（食积）。

【要点】脏腑兼杂。标证涉及肺卫（风寒）、脾胃（食积），本证是肺脾两虚。小儿肺脾常不足，外感易夹积。治疗上要分清标本缓急，体现出"久病加于卒疾，先治卒疾"治疗思路；同时需要注意虚人外感的治疗，要扶助正气以祛邪。

【治法】急则治其标。先予解表散寒，佐以消食。后期以益气固表善后。

【参考方药】先予桂枝汤合玉屏风散，或人参败毒散，加消食药。后期予六君子汤合玉屏风散。

2.2

【八纲辨证】里证、热证、实证、阳证。

【脏腑辨证】肝郁化火、肝气犯脾。

【分析思路】肝经所过部位症状（胁肋闷痛）、症状发生和加重均与情绪相关（肝主怒），提示病位在肝，病机核心在肝郁化火；腹胀便溏可见木气已经侵犯脾土，并造成脾失健运，而右关脉无力则提示脾气已伤，出现脾气虚证；两侧关脉不调也提示证候与肝脾相关。

【基本思路】肝系证候（易怒、胁肋闷痛）+火热（口苦、苔黄、心烦）+脾气虚（腹胀便溏、右关无力）。

【要点】脏腑兼杂。理解肝脾关系，木气侮土，以肝木为重点，治疗上也当以治肝为主。理解"见肝之病，知肝传脾"。

【治法】疏肝理气清热，佐以健脾。

【参考方药】丹栀逍遥散，或四逆散合四君子汤加减。

2.3

【八纲辨证】里证、寒证、虚证、阴证。

【脏腑辨证】心脾气血两虚证。

【分析思路】患者主诉心悸、头晕，可判断病位在心，唇舌甲色浅淡、脉细为血虚。腹胀、便溏病位为脾，气短，易疲劳，劳累后诸症加重为气虚。诊为心血虚证。经血淋漓不断的病持续 5 个月余，可因此导致血液丢失而血虚，经诊刮和药物治疗而经停，说明系属绝经前的经期紊乱。

【基本思路】心血虚：心系证候+血虚证候+血虚因素；脾气虚：脾系证候+气虚证候。

【要点】脏腑兼杂。①心脾同病，理解心脾在气血上的联系。②此处的"便秘"也是脾虚。

【治法】益气补血，养心健脾安神。

【参考方药】归脾汤加减。

2.4

【八纲辨证】里证、热证、虚实夹杂证、阳证。

【脏腑辨证】肝阳上亢。

【分析思路】肝肾阴虚，阴不制阳，肝阳偏亢，血随气逆，亢扰于上，故见头目胀痛，面红目赤；肝性失柔，则急燥易怒；阴亏阳亢，心神被扰，则失眠多梦；肝主筋，肾主骨，腰为肾府，肝肾阴亏，筋骨失养，故腰膝酸软；阴亏于下，阳亢于上，上实下虚，故头重脚轻，步履不稳；舌质红，脉弦细数，为肝肾阴亏，肝阳亢盛之征。

【基本思路】肝病证候+肾病证候+阴虚证候。

【要点】脏腑兼杂。肝阳上亢证是指肝气亢奋，或肝肾阴虚，阴不潜阳，肝阳上扰头目所表现出的证候；是脏腑兼杂、虚实夹杂，治疗难度较大的一个证候。

【治法】滋养肝肾，平肝潜阳。

【参考方药】天麻钩藤饮加减。

2.5

【八纲辨证】里证、寒证、虚实夹杂证、阴证。

【脏腑辨证】肝气犯脾证。

【分析思路】脏腑兼杂。肝脾不调证。腹痛腹泻为脾系统症状，症状与精神相关，属于情志致病，多与肝相关；左关弦为肝病、肝气不舒之象，右关无力为脾虚之象，舌淡嫩红为气虚。

【基本思路】肝病证候+脾病证候。

【要点】脏腑兼杂。①理解肝脾关系，木气侮土，以肝木为重点，治疗上也当以治肝为主。②理解情志与脏腑气血的关系。

【**治法**】抑肝扶脾。

【**参考方药**】痛泻要方加减。

3. 类似证候鉴别

3.1

【**八纲辨证**】里证、热证、虚证、阳证。

【**脏腑辨证**】心阴虚证。

【**分析思路**】由其主症心悸心烦，断其病位在心，诊为心阴虚证。从病史分析，熬夜、神劳，耗伤心阴，心失所养故心悸，阴伤虚热扰心，心神不宁，则心烦；舌为心之苗，心火灼伤舌体脉络故见溃疡舌疮，口渴喜冷为内热征象；体瘦，舌象少苔脉细数，均为阴虚内热之象，故本证为心阴虚证。

【**基本思路**】心系证候+阴虚证候+引起阴虚的因素。

【**要点**】类似证候的鉴别。①心阴虚与心火炽盛相鉴别，阴虚可有虚火，舌疮是虚火加重所致；②教材上"口舌生疮"是写在心火炽盛证的，本例需要仔细鉴别，实火的舌疮，疮面黄、边缘红。

【**治法**】滋阴降火，养心安神。

【**参考方药**】天王补心丹加减。

3.2

【**八纲辨证**】表证、热证、实证、阳证。

【**脏腑辨证**】燥邪犯肺证。

【**分析思路**】时值秋燥，因外感燥热之邪，侵犯肺卫而成本证。咳嗽、鼻塞定位在肺，痰少、口咽干为肺燥，脉浮数为表热之象。

【**基本思路**】发病时间+燥热表证+肺系证。

【**要点**】类似证候的鉴别。①燥邪犯肺须与肺阴虚证相鉴别，须注意发病时令、病程长短。②病案中有一些带有干扰性的症状："声音嘶哑"在教材中是列在"肺阴虚"的，形体偏瘦、脉细看似阴虚，但不能据此诊断肺阴虚证。

【**治法**】清宣燥热，润燥止咳。

【**参考方药**】桑杏汤加减。

3.3

【**八纲辨证**】里证、热证、实证、阳证。

【**脏腑辨证**】痰热壅肺证。

【**分析思路**】本证为外邪犯肺，郁而化热，热伤肺津，炼液成痰所致。痰热壅肺，气滞不通，故见咳嗽气粗；痰热壅逆于上故见面红，肺热耗津故见口干，又因痰热内盛，故舌苔黄腻而饮水不多。

【**基本思路**】痰证+实热证+肺系证候。

【**要点**】类似证候的鉴别。①痰热壅肺与肺热壅盛相鉴别，前者有明显的"痰象"；②风热表证与痰热里证相鉴别，本病例为表证入里化热，目前已无表证。

【治法】清肺化痰。

【参考方药】清金化痰汤。

3.4

【八纲辨证】里证、热证（真热假寒）、实证、阳证。

【脏腑辨证】大肠结热（阳明腑实）。

【分析思路】大便秘结不通，热结旁流；气味臭秽，口渴，舌红、苔黄、脉滑均为内热壅盛。

【基本思路】大肠证候（便秘、热结旁流）；内热壅盛证候。

【要点】类似证候的鉴别。①此为真热假寒（手足冷，热深厥亦深）、真实假虚（神疲乏力，大实有羸状）之阳明腑实证，从拒按、舌脉可鉴别。②下利恶臭清水为热结旁流，为肠中热邪迫津外泄，与大肠湿热证相鉴别。

【治法】峻下热结。

【参考方药】大承气汤加减。

3.5

【八纲辨证】里证、热证、实证、阳证。

【脏腑辨证】肝阳化风。

【分析思路】患者年近半百，失于调养，损及肝肾之阴，阴虚无以制阳，肝阳上亢，一过性肢体麻木无力为肝风内动之象。

【基本思路】头晕、口苦、易怒、脉弦可定位在肝，头胀、面红为阳亢之象，一过性麻木符合风邪善行数变特性，故为肝风内动中的阳亢化风。肥胖、苔腻为痰湿之象，"痰"为兼夹之邪，肝风与痰浊互相加重，治疗上需要兼顾。

【要点】类似证候的鉴别。①肝阳化风与肝阳上亢相鉴别，有动风之象；②肝阳与肝火相鉴别。

【治法】平肝潜阳息风。

【参考方药】天麻钩藤饮加减。

4. 中医与西医思路比较

4.1

【八纲辨证】里证、寒证、虚证、阴证。

【脏腑辨证】脾虚气陷，伴有肾气不固。

【分析思路】本证因孕产过多，失于调护而导致脾虚气陷所致。脾气虚弱，升举无力，中气下陷，故见子宫脱垂；清阳不升，头目失养故头晕目眩；脾气虚弱，健运失职，故食少便溏；化源亏乏，机能活动衰退，故气短乏力；面白无华；舌淡苔白，脉缓弱，为脾气虚弱之征；咳嗽遗尿、夜尿频多为肾虚不固。

【基本思路】脾气虚+内脏下垂；遗尿、尿频为肾气不固。

【要点】与西医思路的比较。①中气下陷是脾虚的一种特殊表现。②孕产过多也属"房劳"，伤及肾气。③子宫脱垂在西医是妇科病，在中医则主要从脾论治，治疗思路上也差别很大，中医靠补气升提，不是靠"托"或手术切除子宫。

【治法】健脾补肾，升阳举陷。

【参考方药】补中益气汤合金匮肾气丸。

4.2

【八纲辨证】里证、热证、实证、阳证。

【脏腑辨证】大肠湿热、痰湿阻肺证。

【分析思路】咳、痰、喘定位在肺，无明显肺热表现，为痰湿阻肺；泻下臭秽定位大肠，舌苔中后段黄厚腻为下焦湿热，可知为大肠湿热。

【基本思路】定位在大肠（泄泻）、肺（咳喘），大肠有湿热，肺中有痰浊。

【要点】与西医思路的比较。①肺与大肠相表里，先有大肠湿热阻滞、后出现肺气失宣，诱发旧有肺疾发为咳喘，让学生理解本病例在西医是消化、呼吸两个系统的疾病，但从中医看却是一体。②课本上"痰浊阻肺"是痰多易咳出，但本例自觉有痰、不易咳出，是肺气不利所致，让学生理解临床表现与教材描述常有出入，应抓住辨证的关键要点，并从病机上分析。③大肠湿热，但肺中无明显热象，让学生理解脏腑可以各有其寒热，治疗上可以寒药温药同用，因为药物有各自的归经，各行其道、互不干扰。

【治法】清热利湿导滞，化痰理气，宣肺平喘止咳。

【参考方药】枳实导滞丸合二陈汤加减。

4.3

【八纲辨证】里证、寒证、虚证、阴证。

【脏腑辨证】心肾阳虚、肾虚水泛证。

【分析思路】该患者久病不愈，致心肾阳气俱虚。心失温煦，鼓动乏力则心悸；血运不畅则唇、舌紫暗；心阳不足，导致肾阳匮乏，摄纳无力则气短而喘；卫阳不固则自汗；阳失温煦则形寒肢冷；肾阳不振气化失司，水湿内停则肢体水肿；小便不利，脉沉微为阳衰之象。

【基本思路】心系、肾系证候+阳虚证候+水湿内停。

【要点】与西医思路的比较。①心功能不全在西医是"心"的病症，本病例从中医角度是心肾同病，肾虚水泛、水气凌心。②肾阳虚、肾虚水泛在教材上是分开描述的两个证候，但本质上是标本关系，让学生理解其内在联系。③目前急则治其标，先温阳利水，后期再予温养心肾。

【治法】温阳化水。

【参考方药】真武汤合五苓散。

4.4

【八纲辨证】里证、寒证、虚证、阴证。

【脏腑辨证】脾肾阳虚、阳虚水泛证。

【分析思路】脏腑涉及脾、肾，阳虚为本，水气泛溢为标。脾肾阳气虚衰，无以温化水液，水湿内停，泛溢肌肤，则下肢水肿；膀胱气化失职，故小便不利；腰为肾府，肾阳虚，腰膝失于温养，故腰膝酸冷；阳虚形体失于温，则四肢不温，畏寒神疲；脾阳虚，健运失职，则食少腹胀；湿渗大肠则便溏；面色苍白，舌淡胖苔白滑，脉沉迟无力，均为阳虚阴盛，水寒之气内盛之征。

【基本思路】水肿、腰膝症状可定位在肾，食少腹胀便溏定位在脾，畏寒、脉沉等为寒象，水肿为水饮内停。阳虚不能蒸腾水液，脾虚不能运化水液，肾虚不能利水，脾肾阳虚为本，水饮内停为标。

【要点】与西医思路的比较。①西医是肾病，中医涉及脾肾。②涉及脏腑兼杂、标本虚实的问题，是教材中的脾阳虚、肾阳虚、肾虚水泛的综合。

【治法】温阳利水。

【参考方药】五苓散合真武汤。

4.5

【八纲辨证】里证、热证、实证、阳证。

【脏腑辨证】肝胆湿热证或脾胃湿热均可。

【分析思路】湿热内阻，邪居少阳胆经、胆汁外溢则身目俱黄，胆汁上溢则口苦；邪阻肝经，疏泄失职则胸胁胀痛；湿热内阻，脾胃升降失常则泛恶欲呕，厌食腹胀；舌红苔黄腻，脉滑数为湿热内蕴之象。

【基本思路】肝病证候、脾病证候+实热证候。

【要点】与西医思路的比较。教材上黄疸见于"肝胆湿热证"和"脾胃湿热证"，以黄疸为主证者很难截然区分。关于黄疸的机制，中医本就有"脾黄说"（本色外露）和"胆黄说"（胆汁外溢）的不同认识，但在治疗上并无矛盾。可以和学生探讨，对西医的肝胆病，中医可从脾胃论治。

【治法】清热利湿退黄。

【参考方药】茵陈蒿汤加减。

5. 中医基础理论转化为辨证思路

5.1

【八纲辨证】里证、热证、实证、阳证。

【脏腑辨证】肝火犯肺证。

【分析思路】本证因郁怒伤肝，气郁化火，肝经气火上逆犯肺所致。肝经气火上逆犯肺，肺失清肃，气机上逆，则咳嗽阵作；火伤肺络则痰中带血；肝经气火内郁，失于柔顺，则胸胁疼痛，烦躁易怒；火热熏蒸，胆气上逆，则口干口苦；热邪伤津，则小便短黄；肠失濡润则大便干燥；舌红苔薄黄，脉弦数，均为肝火内炽之征。

【基本思路】肺病证候+肝病证候+实火证候。

【要点】与中医基础理论的联系。①木火刑金之证，从五行理解脏腑关联。②肝在志为怒，暴怒伤肝，怒则气上，理解情志内伤直伤脏腑气血。

【治法】清肺平肝，顺气降火。

【参考方药】加减泻白散合黛蛤散。

5.2

【八纲辨证】里证、热证、实证、阳证。

【脏腑辨证】心火上炎。

【分析思路】舌为心之苗。舌疮，其病位在心，结合脉证为心火上炎证。观其病史，有明显发病诱因，即劳累、紧张、睡眠不足时发生，心火亢盛，消灼体内津液则便秘；口渴喜冷饮是火热灼津饮冷自救的表现；心火亢盛血行加速，则舌红、脉数，故本证为心火上炎之证。

【基本思路】心系证候+实火证候。

【要点】与中医基础理论的联系。①本病例无胸痛心悸、无心烦失眠等心系代表性症状，只有舌疮一条，但依据"舌为心之苗"基本理论，即可定位在心。②病因为情志内伤、五志化火，紧张、焦虑是主要诱因。

【治法】清心泻火。

【参考方药】导赤散或三黄泻心汤。

5.3

【八纲辨证】里证、热证、虚证、阳证。

【脏腑辨证】肺肾阴虚证。

【分析思路】本病因久咳伤肺，累及于肾，导致肺肾阴虚。肺阴不足，清肃失职故干咳少痰；热伤肺络可见痰中带血；虚热上扰，阴不上承则咽干口燥，声音嘶哑；肾阴不足，骨骼失养则腰膝酸软；火扰精室则见遗精；形体消瘦，午后低热，盗汗颧红，舌脉象乃阴虚之征。

【基本思路】肾病证候+肺病证候+阴虚证候。

【要点】与中医基础理论的联系。复习五行学说，从而复习脏腑之间联系。是母病及子，从金水关系理解肺肾，治疗上金水相生法。

【治法】滋阴润肺补肾。

【参考方药】百合固金汤加减。

5.4

【八纲辨证】里证、寒证、虚证、阴证。

【脏腑辨证】肾阳虚证（脾肾阳虚也可）。

【分析思路】肾阳不足，失其温化则五更泻，下利清谷（大便溏烂夹有不消化食物）；阳虚寒盛，则畏寒肢冷，肾居下焦则以下肢为甚；神疲乏力，肾阳气不足，气化失司则夜尿多，小便频数滑长；肾阳不足，腰膝失其温养则酸软冷痛；舌淡苔白，脉沉无力为阳虚之象。

【基本思路】五更泻+肾系证候+阳虚证候。

【要点】与中医基础理论的联系。①五更泻的特点和病机。②从肾阳对脾阳的作用，理解肾中元阴元阳在机体中"原动力"的意义。③理解脾肾"后天之本""先天之本"的关系。

【治法】温补脾肾，涩肠止泻。

【参考方药】四神丸加减。

5.5

【八纲辨证】里证、寒证、虚证、阴证。

【脏腑辨证】脾不统血证。

【分析思路】腹胀，便溏，月经提前量多等是脾气虚，不能统摄血液所致。脾气亏虚，运化失健，故纳食不香，腹胀便溏；中气不足，则疲乏无力；脾虚统血无权，冲任不固，则月经提前量多；反复性出血（月经量多）3 年，又加脾虚生血乏源，必然导致血虚，血不养心，心神不宁，则心悸、失眠；头目失养，则眩晕健忘，面色萎黄，形体消瘦；经络失养则肢体麻木；舌淡苔白，脉细弱，为气血亏虚之征。

【基本思路】慢性失血+气虚+脾虚证候。

【要点】与中医基础理论的联系。①有脾不统血、心脾气血两虚的表现，但本例以经量过多为主证，诊断脾不统血更合适，脾不统血是脾气虚的一种特殊表现，久之导致气血两虚、恶性循环。②西医诊断上属于贫血，中医辨证则是气血两虚、以气虚主，从中理解气血的关系（气能生血、气能摄血）。③气不摄血，治疗上补气方能摄血，从补气的角度治疗慢性出血性疾病，是中医的独特思路，且临床疗效确切。

【治法】益气摄血、健脾养血。

【参考方药】归脾汤加减。

六、实践学习记录及思考

1. 中医门诊见习

1.1 记录门诊中接触到的舌象（含舌体舌苔）、脉象各 3 个，分析其临床意义。

		舌/脉象	临床意义
舌象	1		

续表

		舌/脉象	临床意义
舌象	2		
	3		
脉象	1		
	2		
	3		

1.2 记录门诊中见到的 2 个证候，临床上见到的和教材上描述的有何异同。

	门诊见到的证候	临床上见到的和教材上描述的有何异同
1		
2		

2. 中医病房实践

请按照中医辨证论治的基本过程，将您在病房诊查患者的情况记录下来。

2.1 中医四诊情况

2.1.1 望诊：

神：神志： _____ 精神状况： _____

色： _____

形：强弱： _____ 胖瘦： _____

肢体： _____ 形体异常： _____

态： _____

头颈五官九窍： _____

皮肤： _____

排泄物和分泌物： _____

舌象：舌体： _____ 舌苔： _____

2.1.2 闻诊：

听声音： _____

嗅气味： _____

2.1.3 问诊（着重记录中医相关的问诊情况）：

生活史： _____

家族史： _____

既往史： _____

起病情况： _____

现在症状： _____

围绕主诉的相关情况： _____

_____

_____

寒热： _____

出汗： _____

头身： _____

胸胁脘腹： _____

耳目： _____

饮食与口味： _____

睡眠： _____

二便： _____

经带胎产（妇女）： _____

其他： _____

2.1.4 切诊：

切脉：_____

按诊：_____

2.2 中医辨证论治

2.2.1 中医辨证：

八纲辨证：_____

脏腑辨证：_____

2.2.2 中医辨证依据：

_____

_____

_____

2.2.3 中医治疗：

治疗原则：_____

主要治法：_____

基本方药：

方剂：_____

中药：_____

_____

_____

其他疗法：_____

3. 课后思考题

3.1 中医四诊中，有哪些环节特别能体现出对患者的人文关怀？

3.2 本次中医见习让您感受最深的是什么？

3.3 中医辨证的学习中，让您觉得最困难的是什么？

第三章　中药体验式实践

中药是在中医药理论的指导下认识和使用的药物。不管由谁使用，不管产自哪个国度，也不管是天然或是人工合成，只要符合这个标准，它就是中药，反之，即使是产自中国的天然药物，也不一定是中药。

非中医专业的中医学习者，尤其要牢记，学好中药、用好中药的关键始终是"以中医药理论为指导"。中药独特的理论体系和应用形式，根源于中华传统哲学思想和思维方式，并在几千年实践应用中得以验证和完善：从天人一体的整体观发展出"以偏纠偏"的用药思想，从阴阳五行构建出四气、五味、升降浮沉等中药性能理论，从脏腑经络、病因病机认识到中药药效的具体特点……中药学知识面广、信息量大，难以在有限时间内完全掌握，但是，我们可以通过深入理解一些最基本的中医药核心理论，并将其运用在各类药物共性和要点的理解上，就能较好地找到学习中药的规律性和趣味性。

值得注意的是，中医药学对本草药性、功效的理解和界定，并不是基于现代药理学层面的化学成分分析，也不是从纯自然科学技术的视角能解释和理解的。

中药学习是一个感悟中华民族对自然万物、生命健康、防治疾病独特理念的过程。绝大部分中药来源于自然，从药名、药材发现和培植，到药物的形色气味、性能功效、炮制用法等等，既蕴含着天地自然的灵气，也饱含着人们善体物性、顺势而用的智慧。

中药学习也是一个有趣而实用的"学养结合"过程。许多常用中药本身就是食物，中药理论也可用于指导饮食调护，学习中可结合自身需要尝试中药养生保健。

一、学 习 目 标

知识技能目标
- 掌握　代表性中药的炮制、煎服法等。
- 熟悉　常用中药饮片的基本外观特点、性味及各类中药的代表性药物。
- 了解
  - 1. 植物、动物、矿物类及人工药物的基本特点。
  - 2. 代表性中药的饮片识别，著名的道地药材等。

能力目标
- 1. "体悟物性"、"取象比类"的中医药思维。
- 2. 运用中医药初步解决临床问题及保健养生的能力。
- 3. 实践中自学中药的能力。

素质与思政目标
- 1. 团结合群、积极探索的医学实践素养。
- 2. 自律自学、自我身心管理、自主发展的素养。
- 3. 中医自信与文化自信，对中医药传承与创新的使命感。

二、实践中的重点体验内容

知识感知		1. 中药饮片的基本外观特点、性味及各类中药的代表性药物； 2. 代表性中药的饮片识别，著名的道地药材
技能提升	中药饮片辨识	初步辨认一些常用中药，通过形、色、质、气加深对药性功效的理解
	取象比类思维	根据药物形态、生长特征、颜色等来推断和解释药物的功效。例如花类质轻、多升散上行；枝类在树干旁侧、常可通达四肢；藤药似人身经络、多可通络；虫类走窜、多可祛风剔络 注意：这是推测和解释药效的一种方法，功效尚需实践验证
能力培养	中药自学能力	1. 中医药理论为指导（脏腑经络、病因病机、辨证纲领、治则治法等）； 2. 学好总论和各类药物共性要点，重点记忆代表性药物，以点带面； 3. 以功效为核心，将性味、功效和应用有机联系地理解； 4. 个别内容要专门记忆（毒性、特殊用法用量、使用注意等）
	中药初步运用能力	从"治法"理解中药功效；相同功效的中药与方剂合篇学习； 通过中药茶饮、中医食疗保健等亲身体验，尝试运用中药
思想内化	中药学的中医文化思想	**天人合一** "道法自然，天人合一"是中华文明内在的生存理念，取材自然之物入药的理念是天人整体观的体现； 自然之物与人共同遵循阴阳五行之道，人气、药气与自然之气相通，因而才可以药之偏纠正人体之偏
		天地人三才一体 中华文化重视"天地人和"，天文、地理、人事为一体。中药融合了天时（采集季节、年份）、地利（地域环境特点）、人和（炮制、人工制品等），不宜从物质、结构层面去认识，也不宜以静态、线性思维去运用
		致中尚和 与中国文化的"中正平和"生命观相一致，生命是天地之气达到和谐状态而产生的，中医用药摄生治病的实质就是促使机体恢复中正平和、阴平阳秘的过程

续表

思想内化	中医药的传承与创新	"中西医结合、中西药并用"是我国医疗的特色和亮点；非中医专业的医学生也要"切实把中医药这一祖先留给我们的宝贵财富继承好、发展好、利用好"，树立对中药学的整体正确认识，避免单纯地用现代科学的思维和评价方式对待中医药，坚持传承精华、守正创新

三、基础知识及实践要点

（一）中药的采集

药材的采收，应该在有效成分含量最多、药效最高的时候进行。尤其是植物药，在其生长发育的各个时期，根、茎、花、叶、实各个部分，由于所含有效成分的量各有不同，因而药性的强弱也往往有较大差异；通常以入药部分的成熟程度作为依据。

种类		采集时间	中药举例
植物类	全草	植物枝叶茂盛、花朵初开始采集	地上部分：薄荷、紫苏叶、益母草；连根入药：车前草、柴胡
	叶类	花蕾将放或正盛开时采集	大青叶、枇杷叶、艾叶；特殊：霜桑叶在深秋或初冬经霜后
	花	未开放的花蕾或刚开放的花朵	采摘花蕾：金银花、槐花、辛夷；刚开放时采：菊花、旋覆花；特殊：红花在花冠由黄色变成红色时
	花粉	花朵盛开时采取	蒲黄
	果实种子	果实成熟时采收	果实成熟：瓜蒌、马兜铃；种子脱落或变质前：茴香、豆蔻；枸杞、女贞子；特殊：枳实、青皮、乌梅在果实未成熟时
	根根茎	秋末或春初采收	天麻、苍术、葛根、桔梗、大黄、玉竹；特殊：半夏、延胡索以夏季为宜
	树皮根皮	春、夏时节植物生产旺盛时采集	黄柏、厚朴、杜仲等；特殊：肉桂、牡丹皮、地骨皮在秋后采，天麻、三七在冬、春季采

续表

种类	采集时间	中药举例
动物类	为保证药效必须根据生长活动季节采集	阿胶：驴皮在冬天比较厚、质量好； 鹿茸：在春天鹿的幼角没有骨质化时； 桑螵蛸：螳螂卵未孵化成幼虫时
矿物类	全年皆可采收，不拘时间，择优采选	石膏、磁石、芒硝等

（二）中药的产地

中药材有明显的地域性，以植物的地域性最为突出。"道地药材"是指具有明显地域性，因其品种优良，生长环境适宜，栽培或养殖及加工的方法合理，生产相对集中，而产量比较大，其质量优于其他产地的药材，简言之，就是"具有明显地域性的优质药材"。

	主要产地	道地药材举例
川药	四川等	川贝母、川芎、川黄连、川乌、附子、川牛膝、川楝子、花椒
广药	广东、广西、海南及台湾	阳春砂（阳春）、广藿香、广金钱草、益智仁、广陈皮（新会）、广地龙、化橘红、巴戟天
云药	云南	三七、茯苓、重楼、木香
贵药	贵州	天麻、黄精、杜仲、吴茱萸
怀药	河南	四大怀药：地黄、怀牛膝、山药（怀山药）、菊花
浙药	浙江	浙贝母、杭白芍、杭菊花、杭麦冬、山茱萸、玄参
关药	山海关以北、东北三省及内蒙古	人参、鹿茸、细辛、五味子、防风、黄柏、甘草、麻黄、黄芪、赤芍、苍术
藏药	青藏高原地区	冬虫夏草、雪莲花、麝香、藏红花

（三）中药炮制

中药材在制备成各种制剂之前，根据临床用药的目的以及储存、配方或制剂的不同要求，并结合药材的自身特点进行必要的加工处理，使之尽量满足医疗需要，这些加工处理方法统称为炮制。需要注意的是，炮制的目的往往不是单一的，例如姜半夏（增强止呕作用，减轻半夏毒性）。

	炮制目的	举例（重点体验的药材）
增效	增强药物作用，提高临床疗效	加入辅料（酒、醋、姜汁、蜂蜜等，辅料本身具有一定药效）：酒川芎、醋五味子、炙黄芪等；不加辅料：茯苓切粒或薄片，淬磁石
减毒	降低或消除药物的毒性或副作用，保证用药安全	减轻毒性：制半夏、制南星、熟附子
改性	改变药物的性能功效，使其更加适应病情或扩大临床应用	扩大适用范围：麻黄—炙麻黄 药性药效明显改变，相当于"产生新药"： 生地黄（凉血）—熟地黄（补血） 天南星（温化寒痰）—胆南星（清化热痰） 荆芥（发汗解表）—荆芥炭（收敛止血）
便存	药材经纯净修制、除去杂质、制成饮片、干燥等处理后，便于储存或者制剂	蒸制桑螵蛸（杀死虫卵）
矫味	对动物药、动物粪便及有特殊臭味的药物进行矫味矫臭	醋炒五灵脂，麸炒白僵蚕

（四）中药性能

中药的性能就是中药的偏性，实际上中药的性能是在中医理论的指导下对中药作用特点的高度概括。中药的作用就是"以偏纠偏"，就是用药物的偏性来纠正人体阴阳气血或脏腑所发生的偏盛偏衰，所以把药物的性能称为药物的偏性。

四气/四性	寒、热、温、凉，还有平性药，从药物作用于机体所生的反应概括而来；寒/凉：治疗温热性疾病；热/温：治疗寒凉性疾病。
五味	五味的本义是指辛、甘、苦、酸、咸五种口尝而直接感知的真实滋味；作为中药性能，五味主要反映药物作用在补泻敛散等方面的特征性；药味还有淡、涩，习惯将涩附于酸，淡附于甘，以合五行配属。
归经	药物对机体某部分的选择性作用，即对某经（脏腑或经络）或某几经发生明显作用，而对其他经作用较少，甚至无作用。 引经药举例： 手太阴肺经：麻黄、桔梗、升麻；手少阴心经：细辛、黄连； 足阳明胃经：白芷、石膏；足厥阴肝经：柴胡、吴茱萸。

升降浮沉	药物在治疗疾病时对人体的作用有不同的趋向性，是指药物对机体有向上、向下、向外、向内四种不同作用趋向。	升浮：升阳发表、驱散风邪、涌吐开窍等； 沉降：清热泻下、重镇安神、利尿渗湿、消食导滞、息风潜阳、止咳平喘及降逆收敛等

毒性	古代概念	毒药是药物的总称； 毒性是药物的偏性； 毒性可看作是药物毒副作用大小的标志。 　　大毒：生草乌、生川乌、马钱子、雷公藤、巴豆、升药等。 　　有毒：附子、蜈蚣、白花蛇、雄黄等。 　　小毒：吴茱萸、细辛、鸦胆子、苦杏仁、䗪虫等。
	现代概念	一般指药物对机体所产生的不良影响及损害性
其他		润燥、补泻、走守、猛缓、动静、刚柔等

中药的五味

		功效	中药举例（见习）
辛味	能散能行	发散→表证	如苏叶发散风寒
		行气→气滞证	如木香行气除胀
		行血→血瘀证	如川芎活血化瘀
	不良作用	大多能耗气伤阴，气虚阴亏者慎用	
甘味	能补能和能缓	补益→正气虚弱	如人参大补元气
		调和药性→调和药性、中毒解救	如甘草调和药并解药食中毒
		和中缓急→缓解脘腹四肢挛急疼痛	如饴糖缓急止痛
	不良作用	大多腻膈碍胃、令人中满、且湿阻、食积、中满气滞者慎用	
涩味	能收能涩	收敛固涩→治虚汗、泄泻、尿频、遗精、滑精、出血等证	如莲子、芡实、桑螵蛸
	不良作用	大多能敛邪，邪气未尽者慎用	
酸味	能收能涩	固表止汗→体虚多汗证	如五味子

续表

		功效		中药举例（见习）
酸味	能收能涩	敛肺止咳→肺虚久咳		如乌梅
		涩肠止泻→久泻肠滑		如五倍子
		固精缩尿→遗精滑精、遗尿尿频		如山茱萸
		固崩止带→崩带不止		如赤石脂
	不良作用	大多能收敛邪气，凡邪气未尽之证均当慎用		
淡味	能渗能利	渗湿利小便→水肿、脚气、小便不利之证		如薏苡仁、茯苓
	不良作用	大多能伤津液，凡阴虚津亏者慎用		
苦味	能泄能燥能坚	能泄	清泻火热→热证、火证	如栀子、黄芩
			泄降气逆→喘咳、呕恶	如杏仁、葶苈子
			通泻大便→便秘	如大黄、枳实
		燥湿	湿证	如龙胆草、黄连
		坚阴	阴虚火旺者	如知母、黄柏
	不良作用	大多能伤津、败胃，津伤及脾胃虚弱者不宜大量使用		
咸味	能下能软	泻下通便→大便燥结		如芒硝
		软坚散结→瘰疬痰核、瘿瘤、癥瘕痞块等证		如昆布
	不良作用	不宜多食，高血压动脉硬化者尤当如此；有的咸味药如芒硝能伤脾胃，故脾虚便溏者慎用		

（五）中药的煎煮

用具　以砂锅、瓦罐为最好，搪瓷罐次之，忌用铜、铁锅

用水　古时曾用井水、雨水、泉水、米泔水等，现多用自来水、井水等洁净新鲜的水

火候 ┌ 武火：使温度上升及水液蒸发迅速的火候，解表药、清热药宜武火急煎
　　　└ 文火：使温度上升及水液蒸发缓慢的火候，补益药宜文火慢煎

方法　先将药物放入容器内，加冷水漫过药面，浸泡30～60分钟，使有效成分易于煎出。一般煎煮2～3次，煎液去渣滤净，混合后分2～3次服用

特殊煎煮法

特殊煎煮法	原因	药物举例
先煎	质地坚硬、有效成分难溶于水的金石矿物、介壳类药物，久煎有利于有效成分析出	磁石、代赭石
	毒副作用较强，久煎可以破坏毒性成分	附子、乌头
后下	一些气味芳香的药物，避免挥发成分散失	薄荷、藿香、砂仁、沉香
	避免久煎破坏其有效成分的药物	钩藤、大黄（用以泻下则后下或泡服）
另煎	又称另炖，主要是贵重药材，避免有效成分被其他药吸附进去	人参、西洋参、羚羊角
烊化	又称熔化，主要指某些胶类药物及黏性大而易溶的药物，避免粘锅和浪费药物	阿胶、鹿角胶、龟板胶
包煎	细小颗粒状药物，包煎则避免悬浮在汤药中	菟丝子、蒲黄、海金沙
	避免毛状物混在药汤中、服药时刺激咽喉	辛夷花、旋覆花
	避免药物使汤药浑浊	五灵脂
冲服	研末冲服或入丸散，不宜入煎剂	麝香、牛黄、朱砂
	液体药物	竹沥汁、姜汁
	直接可溶于水的药物	芒硝

（六）常用的"药食两用"中药（举例）

补益类
- 补气：黄芪、人参、太子参、西洋参、山药、蜂蜜、甘草、白扁豆、大枣
- 补血：龙眼肉(桂圆)、阿胶、熟地、当归
- 补阴：百合、枸杞子、黄精、桑椹、沙参、麦冬、石斛、黑芝麻
- 补阳：巴戟天、肉苁蓉、胡桃肉、益智仁、鹿茸

清热类　金银花、淡竹叶、蒲公英、鱼腥草、土茯苓
温里类　高良姜、八角茴香、花椒、黑胡椒、肉桂
解表类　白芷、薄荷、生姜、紫苏、桑叶、菊花
利湿类　茯苓、荷叶、鲜白茅根、赤小豆、薏苡仁

理气类	佛手、橘红、砂仁、陈皮、玫瑰花
活血类	丹参、三七
消食类	山楂、鸡内金、莱菔子、麦芽、稻芽
收涩类	莲子、芡实、五味子
安神类	酸枣仁、夜交藤、合欢花

附：有趣的中药名

因药物功效	益母草、防风、续断、决明子、威灵仙
因药用部位	麻黄与麻黄根、菊花、桑叶、苏叶和苏子、鳖甲、水牛角
因产地	川黄连、广藿香、藏红花
因形态	人参、牛膝、金樱子、马兜铃、金毛狗脊
因气味	鱼腥草、败酱草、麝香、丁香、木香
因滋味	五味子、细辛、酸枣仁
因颜色	黄芩、墨旱莲、白芷、紫草、红花、丹参、青黛
因生长季节	半夏、款冬花、夏枯草、冬虫夏草
因进口国名	番泻叶、西洋参、胡黄连、安息香、苏合香
因译音	曼陀罗、破故纸（补骨脂）
因人名	刘寄奴、徐长卿、使君子
因秉性	肉苁蓉、磁石、滑石、浮小麦

四、实践教学方法

1. 集中讲授

老师围绕核心内容，一边讲解相关知识点，一边指导学生认识中药饮片，结合中药饮片形、色、质、气、味等具体感受，讲解中药"四气"、"五味"、毒性、煎煮要点等基础知识；补充讲解一些《中医学》教材中没有的中药背景知识，包括中药的来源、采集时间和地点、道地药材、中药的"偏性"与"以偏纠偏"等。讲解中老师会引导学生理解致中尚和、整体调和等中医理念和"天人合一"整体观。

2. 自由体验

学生在中药展示室或中药房中自由体验，老师从旁引导并答疑。学生观看中药标本，按前文表格（中药采集、产地、炮制、性能等）或按教材中中药各论（按功效分类）找到代表性药物饮片，认识这些药物的性味、功效、特殊煎煮法等。

通过了解中药的饮片特点（包括药用部位、形态、颜色、质地、气味等），加深理解不同功效类别代表性药物的功效及作用特点；通过用药取材、药用部位与药物性能、功效的内在联系，体会到"取象比类"的中医思维。

3. 中药品尝

教师提前准备一些可供口尝的中药饮片，学生对这些饮片进行"望闻问切"，观其颜色、光泽、形态特点；鼻嗅其气，口尝其味；阅读药物标签上的简介及教材上的理论知识；用手感触其质地（轻重、疏密、坚软、润燥等）。从感官接触中加深对中药总论核心内容的理解。

4. 中药养生茶、药膳、中药煎煮等体验（课后选做）

五、实践学习记录及思考

1. 按照中药来源的类别，写下你在理论学习时特别感兴趣的中药（课前完成）。

中药来源		举例
植物类	全草	
	叶	
	花、花粉	
	果实、种子	
	根、根（块）茎	
	树皮、根皮	
动物类	虫类	
	贝壳类	
	哺乳类	
	其他	
矿物类		
其他（加工品，或不能归到以上类别者）		

2. "凡用药必择土地所宜者，则药力具，用之有据"（《本草衍义》）。我们常把产地和药名写在一起，以下道地药材的产地和药名是什么？该产地还有哪些道地药？课前完成下表。

习用药名	产地（省份或地区）、规范药名	该地区的其他道地药材
川连		
新会陈皮		
云苓		
怀山		
阿胶		
浙贝		
长白山参		

3. 以炮制的药材入药，是中医临床用药的一大特色。炮制专著也是较早形成的中药分支学科。按照炮制目的，记录以下类别中的 1 种或 2 种药物。实践课上把代表性药物找出来，重点对比同一种药物在炮制前后的形状差别。

炮制目的	代表性药物
增效	醋制：
	蜜炙：
	盐制：
	酒制：
减毒	

续表

炮制目的	代表性药物
改性	
矫味	
便存	

4. 中药性能是中药作用的基本性质和特征的高度概括。早在秦汉时期，药性理论体系已趋完备，现存最早的中药学专著《神农本草经》对四气、五味、毒性等药性已有系统论述。

课前完成下表，实践课上认识这些中药饮片，在老师的指导下，通过口尝、鼻闻，感受中药"五味"的真实滋味，并思考中药的真实滋味与药物性能特点之间的联系。

四气

		代表药	性能特点及功效
热			
温			
凉			
寒			

五味

		代表药	性能特点及功效
辛	鼻闻		
	口尝		
甘			
酸			

续表

五味		
	代表药	性能特点及功效
苦		
咸		
淡		
涩		

毒性	
常用的毒性中药	
使用注意	

5. （课上完成）挑 1 个你最感兴趣的中药，对它"望闻问切"并记录下来。

中药名		药物特点
望：观其颜色、光泽、形态特点		
闻：鼻嗅其气，口尝其味		
问：查阅其相关理论知识	功效	
	主治	
切：感触其质地（轻重、疏密、坚软、润燥等）		

课后思考题

1. "不依时采取，与朽木无殊"（孙思邈），"一方土地出一方药也"（明·陈嘉谟）。中药的品种和质量与采集时间、产地有密切联系，您对此有何想法？

2. 古代中药毒性含义较广，既指药物偏性，也指药物毒副作用。如何正确理解和对待中药的"毒性"？

第四章　针灸及其他传统疗法实践

中医传统疗法，是从广大民众的养生、保健、治病及日常生活的实践中发展而来，又经数千年历史锤炼而成，优而精者留，劣而粗者汰，是我国特有的民族医疗方法，是基于中华民族文化和科学传统产生的医学瑰宝。

本章介绍针法、灸法、拔罐、刮痧、推拿、耳穴等。这些疗法具"简、便、廉、效"的突出优势：操作简单易行，技术要领通过简单培训即可基本掌握（针刺除外）；器具易得，使用方便，极少有毒副作用；使用的器材价格低廉；最核心的优势是疗效确切，起效迅速且适应证广泛，可用于临床各科疾病的治疗和预防保健。这些疗法还可以与其他西医、中医治疗方法相结合，提高疗效，相得益彰。

针灸及其他传统疗法，离不开经络、腧穴理论，经络是机体运行气血、联络脏腑肢节、沟通上下内外的通道；腧穴是脏腑、经络之气输注于体表的特殊部位，也是疾病的反应点和针灸等治法的刺激点。针灸的治疗作用以疏通经络为先导和核心，通过清热温寒、补虚泻实而调理气血，最终达到平衡阴阳的目的。

对于非中医专业的学习者，通过传统疗法的实践，不仅能掌握一些简单易行的中医治疗技术，为临床治疗和自我保健提供多元化的疗法选择，更能对中医思想和核心理论有更深入、更生动的感悟。经络学说是中华民族独创的医学认识，是中医整体观的有力支撑。耳穴、华佗夹脊穴带有的"全息现象"，也是整体观的一种体现。针灸治疗的补泻手法、选穴思路，离不开阴阳平衡、形神合一的中医理念。人体上的针刺练习能让人感受到"气"的真实存在和医学效应。"凡刺之法，必先本于神"、"凡刺之真，必先治神"（《灵枢》），就是要求施针者"守神"，医者要知神、治神，并关注患者精神状态、引导患者以神应之，这反映了中医"以人为本"的医学思想。

一、学习目标

知识技能目标	掌握	1. 毫针针法（进针方法、针刺的角度和深度、行针与得气）。 2. 针灸的治疗原则。
	熟悉	1. 艾灸、刮痧、拔罐等的适应证、禁忌证及基本操作。 2. 耳穴的原理、基本操作。
	了解	常用的推拿按摩手法。
能力目标		1. 侧重整体、动态、精神、功能层面的中医思维能力，运用整体观制订中医外治方案的能力。 2. 运用中医传统疗法解决临床问题及保健养生的能力。 3. 中医特色疗法中的医患沟通、医患合作能力。

素质与思政目标	1. "以人为本"的医学精神，医学人文关怀，医学职业素养。 2. 对中医文化思想及疗效的信心，传承发展中医药和传统文化的使命感。 3. 终身学习、自我发展的意识。

二、实践中的重点体验内容

知识感知	实践中记忆经络分布规律、常用保健穴位、阿是穴等； 操作中加深理解各种疗法的基本原理和适应证、禁忌证等； 从"得气"（施针者、受针者的感受）加深对"气"的感悟； 从经络分布、耳穴、华佗夹脊穴等加深对中医整体观的理解	
技能提升	特色疗法操作技能	初步了解毫针刺法，其他针刺方法，不要求掌握操作； 独立操作：拔火罐、耳穴压豆、刮痧、艾条灸等简便疗法
能力培养	中医临床思维能力	根据患者证候或体质的寒热虚实，选择合适中医传统疗法（例如穴位选取，针刺补泻，其他特色疗法的选择）
	医患沟通能力：治疗中的有效互动，对治疗反应的及时评估和反馈等	
思想内化	中医侧重在整体、动态、精神、功能层面把握生命复杂现象并开展治疗	经络腧穴：经络沟通上下内外的分布、腧穴"远治效应"、耳穴分布如同倒置胎儿、华佗夹脊穴与脏腑对应关系等，有助于从生理、病理、治疗等方面理解中医整体观
		"神"：治神与守神： "神"指人整体的机能和精神状态。治神主要指针刺应重视守护正气、遵循疾病规律。守神，主要指针刺过程中医患双方注意力集中
		"气"：得气： "气"具有物质、功能、信息等多层面的复杂内涵，是生命物质和生理功能的统一，人体之气与自然之气相通。通过体验"得气"可以感知"气"的真实存在和临床意义
	调和阴阳、正气为本的防治思想	中医特色疗法有清热与温寒、补虚与泻实之别（补泻手法，灸法以温阳散寒为主，刮痧拔罐以泻实祛邪为主），但各种疗法都是调动人体自身正气、调整脏腑气血使机体恢复阴阳平衡，即"谨察阴阳所在而调之，以平为期"。

续表

思想 内化	精诚仁爱的医 学修养	针刺"守神"，医生在针刺过程中必须全神贯注、不 可分心；引导患者宁神凝意、体会针感、专注病所； 各种疗法过程都强调医患合作、对治疗反应的充分交 流（得气，"阿是穴"和反应点的确定等）

三、基础知识及实践要点

（一）毫针针法

针前
准备
做好诊断、辨证；
对初诊病人耐心做好解释：消除对针刺疼痛的畏惧，避免或减少异常
　　情况；
检查选择针具；针体弯曲损伤，针尖钩毛者，应予剔除；
体位选择：仰卧、侧卧、俯卧、仰靠、俯伏。

进针方法
（图4）

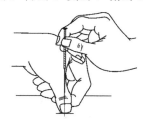

A. 指切进针

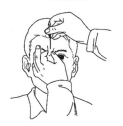

C. 提捏进针

B. 夹持进针

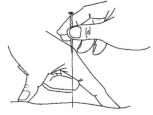

D. 舒张进针

图 4　进针方法

进针角度
（图5）

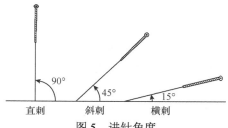

直刺　　斜刺　　横刺

图 5　进针角度

| 进针深度 | 以既有针感又不伤及重要脏器为原则。
凡年老气血虚弱，小儿娇嫩之体宜浅刺，年轻力壮，气血旺盛者可适当深刺；
瘦小者宜浅刺，肥胖者宜深刺；
头面胸背部宜浅刺，四肢及臀、腹部可深刺；
阳证、新病宜浅刺，阴证、久病可深刺。
深度和角度相辅相成，深刺多用直刺，浅刺则多用斜刺或横刺。 |

行针　为使患者产生针刺感应而行使的手法：提插法、捻转法、刮针法、震颤法等。

得气　针刺部位产生酸、麻、胀、重等感觉，而医者指下亦有一种沉紧的反应。

<table>
<tr><td rowspan="8">补泻手法</td><td></td><td>补法</td><td>泻法</td></tr>
<tr><td>提插补泻</td><td>先浅后深，重插轻提，提插幅度小，频率慢</td><td>先深后浅，轻插重提，提插幅度大，频率快</td></tr>
<tr><td>捻转补泻</td><td>捻转角度小，频率慢，用力较轻</td><td>捻转角度大，频率快，用力重</td></tr>
<tr><td>疾徐补泻</td><td>进针慢，少捻转，出针快</td><td>进针快，多捻转，出针慢</td></tr>
<tr><td>开阖补泻</td><td>出针后揉按针孔</td><td>出针时摇大针孔</td></tr>
<tr><td>迎随补泻</td><td>针尖随着经脉循行方向，顺经而刺</td><td>针尖迎着经脉循行方向，逆经而刺</td></tr>
<tr><td>呼吸补泻</td><td>呼气时进针，吸气时出针</td><td>吸气时进针，呼气时出针</td></tr>
<tr><td>平补平泻</td><td colspan="2">进针后均匀地提插、捻转，得气后出针</td></tr>
</table>

留针　一般病证，只要针下得气即可出针，或酌予留针 10～20 分钟。
慢性、顽固性、疼痛性、痉挛性病证，适当增加留针时间，其间加以行针增强疗效。

出针　先将左手拇、食二指持消毒棉球按在针身的两旁，然后以右手拇、食二指将针柄轻轻捻动，慢慢退出，并将左手棉球轻柔按压针孔。
出针后应检查针数，防止遗漏。

| 注意事项 | 1. 过饥，过饱，酒醉，大惊，劳累过度等，一般不宜针刺。
2. 久病体虚、大出血、大汗出者，针刺刺激不宜过强，并尽可能采取卧位。
3. 妊娠 3 个月以内，下腹部和腰骶部的穴位禁针，妊娠 3 个月以上，上腹部穴位以及一些能引起子宫收缩的腧穴如合谷、三阴交、至阴等，均不宜针刺。
4. 皮肤有感染、溃疡、瘢痕或肿瘤的部位，不宜针刺。 |

得气（重点体验）

含义　　毫针刺入后针刺部位所得的经气感应。

表现 ┤
医者—针下有徐和或沉紧、如鱼吞钩饵的感觉。
患者—酸、麻、胀、重；甚或沿着一定部位，向一定方向扩散传导。
针感性质、传导方向与穴位部位有一定关系：

> 头额部穴位，以局部胀感为多；
> 四肢末端及人中沟，一般仅有痛感；
> 肌肉丰满部位穴位，容易出现酸感；
> 刺中神经时，会有触电样感觉，并向远端放射等。

意义 ┤
得气与否，是治疗的关键。"为刺之要，气至而有效。"（《灵枢》）
得气是补泻的基础和前提。

不得气
的原因 ┤
定位是否准确；
针刺的角度、深度是否正确；
病久体虚、经气不足等。

促使得气 ┤
留针候气；
间歇运针，施以提插、捻转等手法，以待气至；
行针催气，使用各种辅助手法，循、弹、刮、摇、飞、震颤等。

（二）灸法

主治作用 ┤

"寒热虚实，皆可灸之。"（《医学入门》）

1. 疏风解表，温散寒邪　　风寒表证、寒性胃痛、腹痛、呕吐、泄泻。

2. 温经止痛，活血逐痹　　风寒湿痹、痛经、经闭、寒疝、肩凝、肘劳。

3. 回阳固脱，升阳举陷　　阳痿、早泄、遗精、遗尿、神疲、乏力、自汗亡阳虚脱证；内脏下垂、脱肛、子宫脱垂；久泻、久漏。

4. 清热解毒，消瘀散结　　外科痈疮疔肿初起、疮疡久溃不敛、阴性疮疡等。

5. 防病保健，延年益寿　　灸关元、气海、足三里等穴培补元气，预防疾病。

作用原理　　点燃艾炷或艾条后熏灼体表穴位或患部，产生温热或灼痛感。

适用范围　　临床适应广泛，尤其对慢性虚弱性疾病及风寒湿邪所致病证均可应用，如阳虚、气虚、久泻、肢冷、痹证、痰饮等。

方法 ⎰ 艾炷灸：直接灸（瘢痕灸、无瘢痕灸）、间接灸（隔姜、隔蒜、隔盐、隔药）。

艾条灸：将艾条一端用火点燃，对准施灸穴位约距0.5～1寸，进行熏灸，使病人有温热感或轻微灼痛感。

亦可一上一下如雀啄状或一左一右回旋熏灸，以灸至局部红润为度。

温针灸：毫针留针过程，于针柄上缠裹艾绒一团，此法系针法、灸法并用。

禁忌证 ⎰
1. 凡实证、热证及阴虚发热证，一般不宜灸。
2. 颜面部、浅在血管部，不宜施瘢痕灸。
3. 妇女妊娠期下腹、腰骶部，均不宜施灸。
4. 阴虚阳亢、邪实内闭、热毒炽盛等病证，应慎用灸法。

注意事项 ⎰
1. 施灸次序：一般先灸阳经，后灸阴经；先灸上部、背部，后灸下部、腹部；先灸头身，后灸四肢。但在特殊情况下，也可例外。
2. 施灸时，注意防止艾火脱落，以免造成皮肤、衣物的烧损。
3. 注意安排好体位，以免移动烧伤皮肤。
4. 灸后若局部出现水疱，小水疱可不处理，任其自然吸收，注意不要擦破。
5. 隔姜、蒜灸容易起疱，如起疱大者，可用消毒的针抽出水液，再用药防止感染。
6. 瘢痕灸者，灸疮化脓期间，注意保持局部清洁，可用敷料保护，待其自然愈合。

（三）拔罐

作用　　　温经散寒、祛风除湿、行气活血、消肿止痛、清热解毒。

作用原理　将罐具内形成负压而吸附于患处或穴位上产生局部充血和瘀血，达到治疗效果。

适用范围　广泛用于内、外、妇、儿、五官、皮肤等各科病证。

种类　　　火罐、水罐、抽气罐。

部位 ⎰ 以肌肉丰满、皮下组织充实及毛发较少的部位为佳。

不宜拔罐的部位：孕妇的腹部和腰骶部位，心脏部位、毛发部位、大血管部位，局部有疝、静脉曲张、癌瘤肿胀，五官、乳头、睾丸、前阴、肛门部位严禁拔罐。

注意事项 ⎰
1. 拔罐之后不可马上洗澡。
2. 留罐时间不可太长。
3. 同一位置不可反复拔罐。

水疱处理	小水疱，不需要处理，仅敷以消毒纱布，防止擦破即可； 大水疱，用消毒针将水放出，涂以消毒液或用消毒纱布包敷，防止感染

（四）刮痧

作用	活血化瘀、调整阴阳、舒筋通络。
适用范围	广泛用于内、外、妇、儿、五官、皮肤等各科病证。
禁忌证	1. 孕妇的腹部、腰骶部，妇女的乳头禁刮。 2. 白血病，血小板少者慎刮。 3. 心力衰竭者、肾功能衰竭者，肝硬化腹水，全身重度水肿者禁刮。 4. 皮肤有溃烂、损伤、炎症不宜；颈前部慎刮。 5. 大病初愈、重病、气虚血亏及饱食、饥饿状态下也不宜。
注意事项	1. 注意室内保暖，冬季应避寒冷与风口。夏季应回避冷风直接吹刮试部位。 2. 刮痧出痧后30分钟以内忌洗凉水澡。 3. 前一次刮痧部位的痧斑未退之前，不宜在原处进行再次刮痧。 4. 再次刮痧时间需间隔3～6天，以皮肤上痧退为标准。

（五）耳针疗法

常用耳穴示意图（图6）

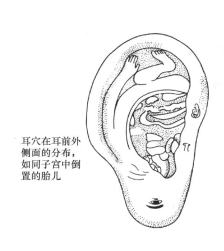

耳穴在耳前外侧面的分布，如同子宫中倒置的胎儿

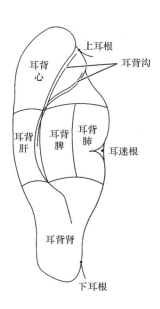

上耳根
耳背沟
耳背心
耳背肝
耳背脾
耳背肺
耳迷根
耳背肾
下耳根

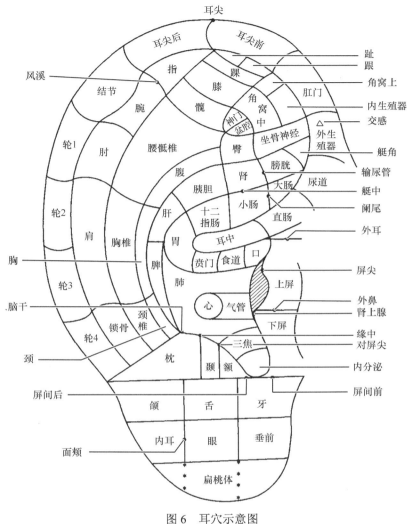

图 6　耳穴示意图

耳针作用	疏通经络，调和气血，治疗疾病。
耳穴原理	耳穴是耳廓上一些特定刺激点，当人体内脏或躯体有病时，往往会在耳廓的相应部位出现压痛敏感点、皮肤电特性改变、变形、变色等反应。
适用范围	疼痛性病证；炎症性病证；功能紊乱性病证；过敏与变态反应性病证；内分泌代谢性病证；预防保健作用。
耳穴分布	整个耳廓上的腧穴分布，像似一个在子宫内倒置的胎儿。
选穴原则	根据病变部位、中医理论辨证、现代医学理论、临床经验等。
耳针	最常用的是耳穴压豆（王不留行籽、磁珠等），还有毫针、皮内针等。

禁忌证
1. 严重心脏病者不宜采用，更不宜强刺激。
2. 严重器质性疾病及伴严重贫血者不宜采用。
3. 外耳有湿疹、溃疡、冻疮破溃等不宜采用。
4. 妊娠妇女、有习惯性流产史者宜慎用。

耳穴压豆

选准穴位
观察法：用眼直接观察耳部形态、色泽等方面的病理改变。如硬结、凹陷、水疱等阳性反应点。
按压法：用探针、棉签等在与疾病相应的耳区周围进行按压寻找止痛点。
电阻测定法：用耳穴探测仪或经络探测仪探查导电性能良好的反应点。

贴压时间
每次以3～7天为宜，夏天1～3天，冬天3天左右，隔1～3天换1次。

贴压部位
一般压一侧耳廓为宜，当其中一耳无法粘贴或发热发红可贴另一耳。

按压次数
每日按压3～5次，每次按压30～60下，按压持续时间不宜超过1分钟。

按压手法
以热、麻、胀、痛感为适，防止缺血坏死；
虚弱的病人、孕妇刺激手法宜弱，急性疼痛性病症刺激手法宜强。

特殊交代
注意每天定时进行自行按压；
注意防水，以免胶布脱落，王不留行籽等落入耳道中。

不良反应
疼痛：治疗初期耳穴周围可能有微痛，适应后症状会消失，无需处理；胶布过敏：可缩短贴压时间或用粘合纸代之；
感染：及时中止治疗，局部肿胀或表皮溃烂应消毒，必要时局部用药。

（六）传统疗法实践常用穴位及部位

穴位部位	位置	取穴方法	功效	实践建议
阿是穴	身体上出现的临时压痛点（在颈肩、腰背、四肢的痛处）	《灵枢·经筋》所谓"以痛为腧"	疼痛性疾病	艾灸、拔罐、穴位点按等
合谷（图7）	以一手拇指指骨关节横纹放在另一手拇、食指之间的指蹼缘上，当拇指尖下是穴 图7　合谷	在第1、2掌骨之间，约当第2掌骨桡侧之中点	头面部痛症、颈项痛、咽喉肿痛、指挛、臂痛、热病无汗、闭经、小儿惊风。"面口合谷收"	针刺
曲池（图8）	在肘横纹外侧端，屈肘，当尺泽与肱骨外上髁连线中点 图8　曲池	屈肘成直角，当肘弯横纹尽头处	咽喉肿痛、齿痛、目赤肿痛、瘰疬、上肢不遂、腹痛、吐泻、热病退热、降压的要穴	针刺

续表

穴位部位	位置	取穴方法	功效	实践建议
足三里（图9）	用自己的食指、中指、无名指、小指并排，以膝盖的凹陷处（膝眼处）为起点，向下四个横指的距离 图9 足三里	犊鼻穴下3寸，胫骨前缘外一横指处	胃痛、呕吐、呃逆、肠鸣、泄泻、痢疾、便秘、腹胀、腹痛、下肢痹痛、乳痛、肠痛、癫狂、脚气、水肿、虚劳羸瘦。强壮保健的要穴；"肚腹三里留"	毫针刺法、艾灸、皮内针等
三阴交（图10）	内踝尖，用手四指并拢取到这个位置，它在胫骨的内后缘 图10 三阴交	内踝尖直上3寸，胫骨内侧缘	肠鸣腹泻、月经不调、带下、不孕、阳痿、遗精、遗尿、失眠、下肢痿痹、脚气。孕妇禁针。健脾、补肝、益肾的要穴	针刺、艾灸

续表

穴位/部位	位置	取穴方法	功效	实践建议
膻中（图11）	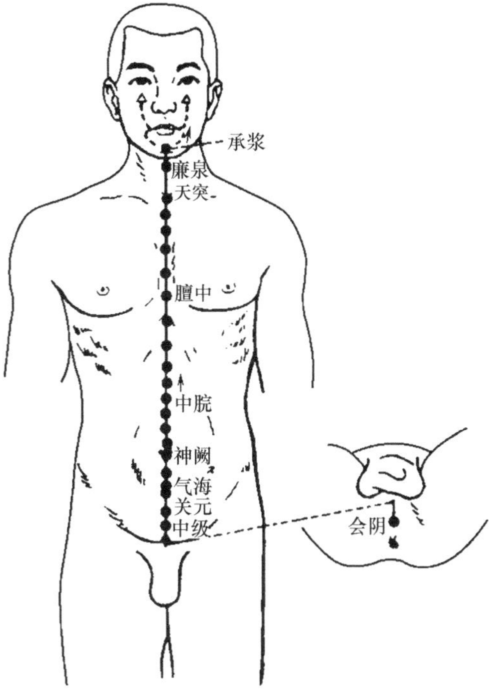	前正中线上，平第4肋间，两乳头连线的中点	胸闷，胸痛，心悸，气喘，乳汁少，乳痛，呕逆。八会穴之"气会"	按摩，艾灸
中脘（图11）		在上腹部，前正中线上，当脐中上4寸	胃痛，呕吐，腹胀，泄泻，黄疸，咳喘，痰多，癫痫，失眠。健脾和胃的要穴	艾灸
气海（图11）		脐下1.5寸	腹痛，遗尿，癃闭，遗精，阳痿，疝气，水肿，泄泻，痢疾，崩漏，痛经、月经不调，脱肛，气喘。补气调气的要穴	艾灸

图 11　膻中、中脘、气海

续表

穴位部位	位置	取穴方法	功效	实践建议
膀胱夹脊穴（图12）	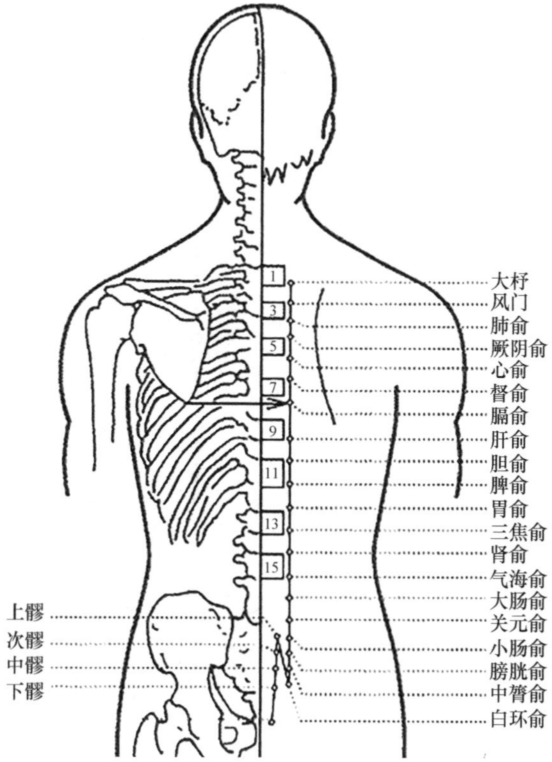	第一胸椎至第五腰椎，各椎棘突下旁开 0.5 寸，是体内内脏腑与背部体表相连通的点	第一胸椎至第三胸椎主治上肢疾患；第一腰椎至第五腰椎主治下肢疾患；第一胸椎至第八胸椎主治胸部疾患；第六胸椎至第五腰椎主治腹部疾患	刮痧、拔罐

图 12　膀胱夹脊穴

四、实践教学方法

（一）针刺

老师演示：先在针刺练习枕上讲解并演示针刺全过程，包括取穴定位、消毒、进针角度和手法、基本的行针和补泻手法、起针、不良反应处理等，着重讲解基本知识，演示基本手法，学生边看边模仿体会；请一位学生接受针刺，老师选择一个易于操作和观察、且针感不太强烈的重点穴位（如曲池、手三里等），讲解并演示针刺全过程，包括取穴定位、消毒、进针、行针手法、起针等，着重讲解"得气"，请受针的学生讲述针刺过程及得气前后的感受。

学生练习：自愿参与施针和/或受针，老师从旁指导施针学生的操作，指导学生体会"得气"时医生的手下感觉，并让受针的学生感受"得气"时酸麻重胀等感觉；或由老师为学生施针。做好针刺不良反应（如晕针、滞针、弯针、断针等）的应对准备。

（二）其他非药物疗法

老师演示：

1. 艾灸

选一位体质偏虚寒的学生接受艾灸。老师讲解常用灸法的用具、基本操作、适应证及注意事项；在学生身上演示艾条灸，选择一个易于操作和观察的重点穴位（如足三里、三阴交等），请学生讲述艾灸部位的感受，其他学生观察局部皮肤的变化，老师边操作边讲解注意事项，艾灸后皮肤"起疱"的正确认识及处理，展示雀啄、回旋等基本手法。

选讲内容：天灸（包括穴位中药敷贴疗法），艾绒直接灸法等。

2. 拔罐

请一位男生接受拔罐，有腰背不适者优先。老师在学生腰背部演示火罐法（投火法），同时讲解拔罐常用手法、适应证及注意事项，重点讲解火罐产生罐内负压的操作要点。在背部沿膀胱经均匀布罐，然后请学生观察皮肤局部充血、瘀血的情况，留意疼痛点的皮肤变化与其他部位的差别。

选讲内容：走罐、闪罐、刺络拔罐、抽气罐等。

3. 耳穴与耳针

从中医整体观、全息理论等导入，结合耳穴模型及挂图讲解耳穴分布及耳针原理，重点讲解"反应点"的意义。结合学生群体常见疾病（如痤疮、失眠、月经不调、慢性胃炎、过敏性鼻炎等），请几位需要接受治疗的学生配合，老师引导学生寻找反应点（观察局部皮肤及血络变化，用竹签或针柄按压寻找明显压痛点）。老师演示王不留行籽贴耳穴的简便疗法。

4. 刮痧（选讲）

请一位学生接受刮痧，颈肩部不适者优先。老师边在颈肩部展示刮痧操作，同时讲解操作要点，注意引导学生观察局部皮肤"起痧"过程、疼痛部位与其他部位"起痧"的差别，让学生体会刮痧板触到病变局部时的感受。

学生练习：艾条灸、投火法拔罐、王不留行籽贴耳穴及刮痧都是简便廉验的中医外治法，相对安全、易于掌握且实用性强，鼓励学生相互练习并掌握其基本方法，可用于今后的生活调理及临床工作中。

五、实践学习记录及思考

1. 见习记录

您在课堂上进行了哪些中医传统疗法的操作？请选 3 个您特别感兴趣的疗法记录下来，并写出其适应证和注意事项。

	疗法名称	适应证	注意事项
1			
2			
3			

2. 课后思考题

（1）中医非药物疗法非常丰富，针刺、艾灸、拔罐、刮痧、推拿等，各有什么突出的治疗特点和优势？

（2）中医非药物疗法给您最深的感受是什么？

舌 诊 图

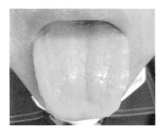

1. 舌淡红，苔薄白，
舌边轻微齿痕

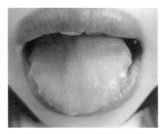

2. 舌淡，舌质嫩，苔薄白偏干，
舌边齿痕

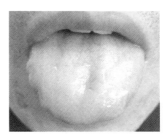

3. 舌淡，质嫩，舌体偏胖，舌面细
小裂纹，苔白腻而润，齿痕

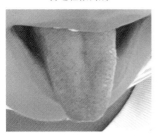

4. 舌红，舌尖芒刺，苔薄白。
舌体瘦而厚，为伸舌过于用力

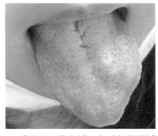

5. 舌淡红，苔白腻，中后段苔厚腻
尤甚，苔中有裂纹

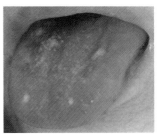

6. 舌红，质嫩，苔少，白霉苔

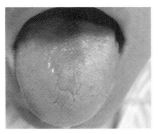

7. 舌淡，质嫩，苔薄白、
中部薄苔，舌面细小裂纹

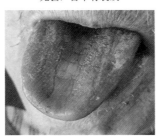

8. 舌嫩红，舌质苍老，苔薄黄而少，
舌面裂纹多而深

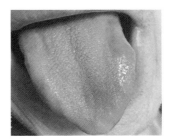

9. 舌红，苔薄黄而干

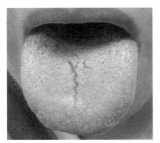

10. 舌淡红，舌体偏肿胀，
苔黄厚而干、苔面裂纹

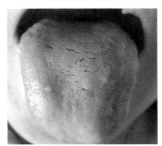

11. 舌淡嫩，舌体胖，
舌中部厚腻苔

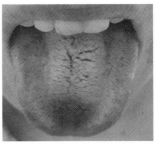

12. 舌绛红，舌边红，苔黄腻而燥、
苔面裂纹

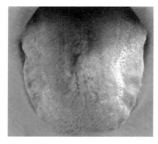

13. 舌淡红，边有齿痕，苔灰而腻（周围为色白，中部变灰）

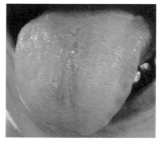

14. 舌淡红，苔灰黄（从黄转黄褐、逐渐转灰）

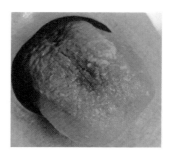

15. 舌嫩红，苔灰黑而腐

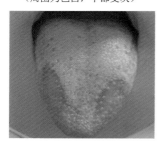

16. 舌红，舌中后苔白偏厚，舌边苔剥落

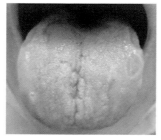

17. 舌淡白，舌体胖大，齿痕，舌边及舌中后段苔剥

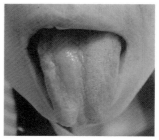

18. 舌嫩红，舌体瘦薄，苔薄白，半侧剥落苔，舌面裂纹

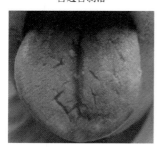

19. 舌淡，舌体胖大，裂纹明显，中部剥落苔（本患者胃多发息肉）

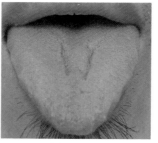

20. 舌淡红，苔薄白，舌面裂纹（先天裂纹）

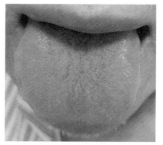

21. 舌淡暗，舌体胖大，苔薄白腻而润

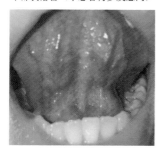

22. 舌底络脉紫黑、粗大迂曲

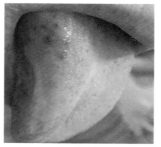

23. 舌淡红，边有瘀斑瘀点，苔微黄

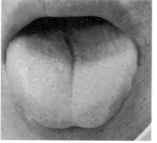

24. 舌淡红，中部裂纹、染苔（含服药物染红）